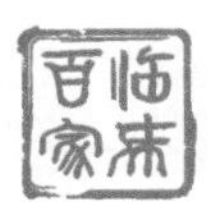

中国医学临床百家・病例精解

首都医科大学附属北京地坛医院

典型、疑难感染性肝病

病例精解

金荣华 ◎ 总主编

邢卉春　谢　尧 ◎ 主　编

科学技术文献出版社

SCIENTIFIC AND TECHNICAL DOCUMENTATION PRESS

・北京・

图书在版编目（CIP）数据

首都医科大学附属北京地坛医院典型、疑难感染性肝病病例精解 / 邢卉春，谢尧主编. —北京：科学技术文献出版社，2024.3

ISBN 978-7-5235-1181-7

Ⅰ.①首…　Ⅱ.①邢…　②谢…　Ⅲ.①肝疾病—感染—病案　Ⅳ.① R575

中国国家版本馆 CIP 数据核字（2024）第 030512 号

首都医科大学附属北京地坛医院典型、疑难感染性肝病病例精解

策划编辑：蔡　霞　　责任编辑：陈　安　　责任校对：张吲哚　　责任出版：张志平

出 版 者　科学技术文献出版社
地　　址　北京市复兴路15号　邮编 100038
编 务 部　（010）58882938，58882087（传真）
发 行 部　（010）58882868，58882870（传真）
邮 购 部　（010）58882873
官方网址　www.stdp.com.cn
发 行 者　科学技术文献出版社发行　全国各地新华书店经销
印 刷 者　北京虎彩文化传播有限公司
版　　次　2024 年 3 月第 1 版　2024 年 3 月第 1 次印刷
开　　本　787 × 1092　1/16
字　　数　165千
印　　张　15.25
书　　号　ISBN 978-7-5235-1181-7
定　　价　118.00元

首都医科大学附属北京地坛医院病例精解

编委会

首都医科大学附属北京地坛医院
典型、疑难感染性肝病
病例精解

编委会

主　编　邢卉春　谢　尧

副主编　李明慧　杨　松　欧蔚妮

编　委（按姓氏笔画排序）

王凤水　王玉洁　王笑梅　申　戈　全　敏

庄立伟　刘如玉　许梦娇　纪世博　李　玥

李　炜　李　贲　吴云忠　吴淑玲　张　雨

张　璐　陈晓雪　赵莹莹　郝红晓　胡蕾苹

段　英　高媛娇　常　敏　程丹颖　温少芳

路　遥

秘　书　张　璐　张　雨

主编简介

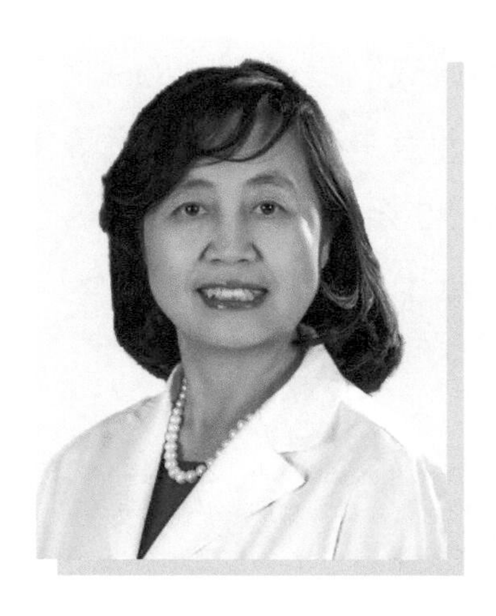

邢卉春

北京大学医学博士，首都医科大学附属北京地坛医院肝病三科主任。北京大学医学部传染病学系委员；首都医科大学传染病学系委员；主任医师（二级），北京大学教授，首都医科大学教授，博士研究生导师；北京预防医学会微生态专业委员会主任委员；中国中西医结合学会肝病专业委员会常委；中华医学会肝病学分会委员；中华预防医学会感染性疾病防控分会委员；中华预防医学会微生态分会委员；中国医疗保健国际交流促进会肝胆疾病学分会副主任委员；北京医学会肝病学分会常委；北京医师协会感染专科医师分会常务理事；北京医师协会门静脉高压专科医师分会常委；《中华肝脏病杂志》、《临床肝胆病杂志》、《中华实验和临床感染病杂志》、*Frontiers in Pharmacology*、*World Journal of Gastroenterology* 等杂志编委，*Hepatology*

International 审稿专家。负责完成中国博士后基金、浙江省博士后择优资助项目的研究。作为子课题负责人或骨干参加国家“十一五”“十二五”“十三五”重点专项及国家重点研发计划“病原学与防疫技术体系研究”重点专项及首都卫生发展科研专项、北京市医院管理中心、北京中医药科技基金等多个项目的研究。发表文章 100 余篇（其中 30 余篇被 SCI 收录），参编 30 余部专著（其中在 2 部专著中担任副主编）。

主编简介

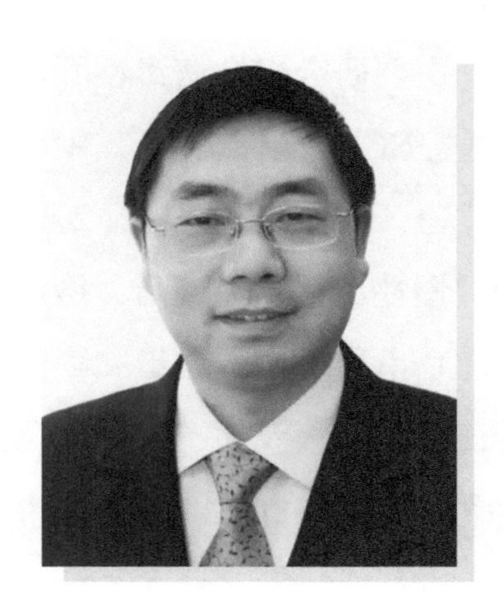

谢　尧

北京大学医学博士，主任医师，首都医科大学、北京大学医学部教授，博士研究生导师。国家传染病医学中心首都医科大学附属北京地坛医院肝病二科行政主任，肝病教研室主任。中华医学会肝病学分会委员，中华医学会北京肝病学分会常务委员，中华医学会北京肝病学分会丙肝学组副组长，中华医学会北京病毒学分会委员，前中华医学会病毒学分会委员，前中华医学会北京检验学分会肝病专业组委员。国家自然科学基金评审专家，北京市自然科学基金评审专家，首都临床诊疗技术研究及转化应用基金、首都卫生发展科研专项基金等多项科研基金评审专家。《中华肝脏病杂志》编委，《中华实验和临床病毒学杂志》编委及执行编委，《实用肝脏病杂志》、《传染病信息杂志》、《中华实验和临床感染病杂志》、《中国肝脏病杂志》、*Frontiers in Immunology* 等多家杂志编委。长期从事病毒性肝炎发病机制、预防基础和临床治疗的科学研究。在基础研究中，研究了免疫细胞功能变化和细胞因子环境在慢性乙型肝炎发病中的作用、免疫学特征、与抗病毒治疗的相关性、对临床治愈优势患者的选择及预测作用。在临床领域，主要研究慢性病毒性肝炎及相关疾病的抗病毒治疗。已发表 50 余篇被 SCI 收录论文（其中 Q1 区 20 余篇，Q2 区 10 余篇，IF 值 10 分以上 3 篇，20 分以上 2 篇）和 100 余篇核心期刊论文。所在团队的“慢性乙型肝炎预防、诊疗创新技术的建立及推广应用”获得2022年北京市科学技术进步二等奖，谢尧教授排名第一。主持“十一五”“十三五”重大专项子课题、国家自然科学基金、北京市科学技术委员会重大专项、消化内科学科协同发展中心等 20 余项科研项目。

序言

疾病诊疗过程，如同胚胎发育过程，是在临床实践的动态变化中孕育、萌发、生长和长成。这一过程需要逻辑思维和临床推理，充满了趣味和挑战。临床医生必须知道如何依据基础病理生理学知识来优先选择检查项目并评估获得的信息，向患者提供安全、可靠和有效的诊疗。

患者诊疗问题的解决，一方面，离不开医生与患者面对面的沟通交流；另一方面，在以上基础上进行临床推理（涉及可清晰描述的、可识别的和可重复的若干项启发性策略），这一过程包括最初设想的形成、一种或多种假设的产生、问诊策略的进一步扩展或优化，以及适当临床技能的应用，最终找到病症所在。

以案为思，以案促诊。“首都医科大学附属北京地坛医院病例精解”丛书中的每个病例都按照病历摘要、病例分析和病例点评进行编写。读者从中可以了解到在获得病史、体格检查信息后，辅助检查项目和诊断措施在每个病例完整资料库的构建中各自所起的作用和相对的价值。弄清主诉的细节，决定哪些部位和功能需要检查，评估所得到的信息，并决定还需要做些什么。书中也有部分疑难病例给出了大量的病症确诊技术应用实例，而这些技术正是临床医生应该带入临床思维活动中并学会选择的。病例分析和病例点评呈现的是临床医生的逻辑思维与积累的临床经验的融合及应用，也包括新技术的应用和对疾病的新认知，鼓励读者在阅读每个案例后提出自己的逻辑推理，然后与编者的逻辑相比较，以便训练自己的诊疗技能，尽可能避免使用不必要的诊断措施。

“地坛人”与传染病和感染性疾病的斗争历经76载风雨，医院由单一的传染病科发展成为集防、治、保、康为一体的大型综合医院，以治疗与感染和传染相关的急、慢性疾病为鲜明特点，在临床诊疗中积累了丰富的病例资源。本丛书各分册编委会结合感染性疾病和本学科疾病谱特点，力争展现在诊疗中如何获得并处理患者信息，正确使用临床诊断技巧，得出合理、可信的诊断结论，制订诊疗计划，关注患者结局，提升患者就医体验和减轻患者疾病负担。以丛书形式出版旨在体现临床学科特点，与广大同人分享宝贵经验，拓展临床思维，提升诊疗水平，惠及更多的患者。

本丛书的编写凝聚了首都医科大学附属北京地坛医院专家们的智慧，得到了密切合作的兄弟医院专家们的大力支持与帮助，在此表示衷心的感谢。由于近年来工程科学与计算和信息科学进一步结合，推动了生命科学和生物技术的发展，新技术、新材料、新方法不断涌现，加之临床思维又是一个不断精进的过程，而我们也受知识所限，书中不足在所难免，诚望同人批评指正。

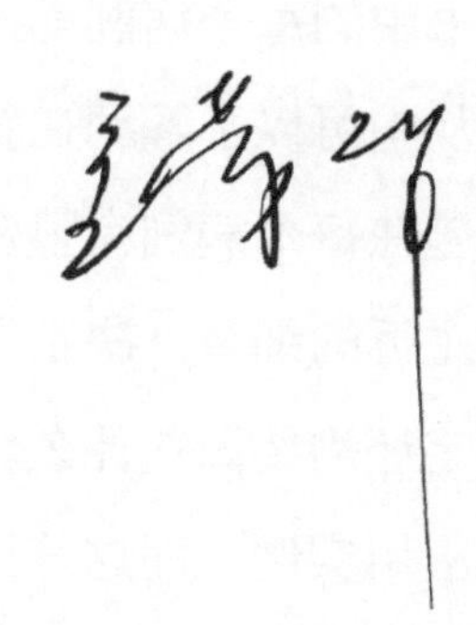

前 言

当前肝脏疾病仍然是我国的常见病、多发病，病因复杂，种类繁多。其中病毒性肝炎包括甲型肝炎、乙型肝炎、丙型肝炎、丁型肝炎、戊型肝炎，是感染性肝病里面最常见的类型。随着卫生条件的改善、国家对新生儿乙型肝炎疫苗接种计划和乙型肝炎母婴阻断策略的实施、血液和组织器官筛查的落实、甲型肝炎及戊型肝炎疫苗的临床应用，甲型肝炎及戊型肝炎的临床病例明显减少，新发乙型肝炎病毒的感染也得到有效控制，强效低耐药的抗病毒药物的应用也使部分乙型肝炎患者的病情得到控制；直接作用抗丙型肝炎病毒药物使得丙型肝炎病毒感染可以治愈。但是甲型肝炎、戊型肝炎仍有散发，乙型肝炎患者的存量还很大，乙型肝炎、丙型肝炎的诊断率及治疗率还很低，距离世界卫生组织提出的“2030 年消除病毒性肝炎作为公共卫生威胁”的目标还有很大差距，乙型肝炎、丙型肝炎治疗的规范性还有待提高，乙型肝炎的抗病毒治疗停药复发、失代偿性肝病及相关肝癌仍时有发生，仍然是全球范围致残、致死的重要原因之一，更是严重威胁到我国人民群众健康的重大疾病。除此之外，各种非肝炎病毒感染的肝病，如 EB 病毒性肝炎、寄生虫性肝病及合并感染的其他肝病如酒精性肝病、药物性肝病、自身免疫性肝病、遗传代谢性肝病等也严重威胁着人类健康。不同病因所致的肝病临床表现各有不同，临床诊疗也各有特色，再加上合并感染的情况下，临床情况就更加错综复杂，而且有些征象非常隐匿，需要临床医生细致入微地审查才能发现，及时发现、早期治疗是影响患者预后的关键。此外，对于终末期肝病肝移植后全程管理也还有很多需要探讨的问题。

随着国家传染病医学中心落户于首都医科大学附属北京地坛医院，全院上下深耕感染性疾病的医护人员深感肩上担子的沉重，肝病中心的同仁也体会到任重道远。为此，首都医科大学附属北京地坛医院肝病二科、肝病三科从临床诊疗的病例中精心挑选了 30 个有代表性的感染相关肝病的病例，既涵盖了感染引起的肝病，如甲型肝炎、乙型肝炎、丙型肝炎、戊型肝炎等病毒性肝炎相关肝病，非肝炎病毒感染相关肝病，如 EB 病毒肝炎、肝吸虫病及非感染引起但合并感染的肝病如酒精性肝病（包括肝硬化、肝衰竭）、肝胆肿瘤、自身免疫性肝病、药物性肝病、遗传代谢性肝病等典型肝病；也包括了具有错综复杂的合并症的疑难危重症病例，如肝病合并真菌感染或多重感染、多发脓肿、肝病合并结核感染、门脉性肺高血压、肝炎合并淋巴瘤的治疗等，还介绍了乙型肝炎临床治愈的新探索及终末期肝病患者肝移植术术后管理的前沿进展。每个病例都是作者亲身诊治过的真实病例，从病历摘要、病例分析及病例点评 3 个层次展示，部分病例还提供了典型的图片，图文并茂，对疾病的病因、诊断、鉴别诊断、治疗、预后等多方面进行精解。每个病例自成一节，所有病例又共同构成本书的全景。通过案例，既展示了典型病例的规范诊疗思路及诊疗中的注意事项，也介绍了相关领域的前沿进展，同时还呈现了疑难、罕见肝病诊疗中抽丝剥茧的缜密思维、多学科合作的交互融合。所以每个病例都是多位作者集体智慧的结晶。

在这些病例的诊治过程中，我们得到了首都医科大学附属北京地坛医院多学科团队的大力支持。每个疑难、重症病例的成功救治都凝聚了多学科团队的集体智慧和辛劳。在此我们要特别感谢首都医科大学附属北京地坛医院重症医学中心、感染中心、肿瘤介入中心、消化内镜中心、普通外科、神经内科、神经外科、眼科、心内科、妇产科、中西医结合中心、影像中心、检验中心等多位医生的帮助和指导！也感谢肝病二科、肝病三科的各位医生和护士在这些患者的诊治中付出的心血以及各位医生在病历整理过程中严谨细致的工作。然而，医学总是不断追随着科技的进步而前行和拔高，疾病在不同个体上的表现也纷繁复杂，加之我们编写团队的水平和能力有限，难免存在疏忽和缺陷。在此，盼各位读者和同道不吝赐教，提出宝贵意见，我们将不断改进。

通过对真实病例的介绍，希望本书有助于基层内科医生对典型肝病诊疗的学习，也有助于肝病专科医生专业知识的拓展。尤其是其中的疑难病例和特殊病例，若能让临床医生阅后对自己的诊治工作有启发、有借鉴作用，那么我们多日的辛苦付出终究是值得的。抗击肝病，我们共同努力！

目　录

第一章 肝炎病毒感染性肝病

病例 1　急性黄疸型甲型病毒性肝炎

病历摘要

【基本信息】

患者，女性，31 岁，主因“间断发热、恶心 9 天伴尿黄 6 天”于 2017 年 11 月入院。

现病史：患者 9 天前无明显诱因出现发热，体温最高 39 ℃，有畏寒、无寒战，伴恶心、呕吐，但无流涕、咽痛、咳嗽等症状，自行服用布洛芬后体温可降至正常，但体温仍间断波动在 37.5 ℃左右，未予重视。6 天前出现乏力、尿黄，大便白陶土样，伴肝区不适，无

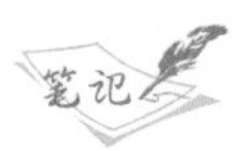

胸闷、咳嗽、咳痰、腹泻等，仍未予重视。1 天前体温正常，但上述症状加重，遂就诊于北京某医院，化验：ALT 1660 U/L，AST 565 U/L，ALP 209 U/L，GGT 194 U/L，TBIL 105 μmol/L，DBIL 49 μmol/L，乙肝表面抗原阴性，丙肝抗体阴性，为进一步诊治来我院，门诊以“肝功能异常”收入我科。发病以来，精神、睡眠可，饮食差，尿黄，尿量正常，大便如上所述，体重变化不详。

既往史：平素体健，否认高血压、冠心病、糖尿病病史，否认输血及血制品史，否认不洁饮食及进食过未加工的海产品类食物，否认食物及药物过敏史。否认家族遗传病、先天性疾病及其他传染病病史。

个人史：患者长期居住于北京，已婚、已育，否认冶游史，否认吸烟史，否认饮酒史。

【体格检查】

体温 36.4 ℃，脉搏 64 次 / 分，呼吸 20 次 / 分，血压 105/65 mmHg。神志清楚，全身皮肤黏膜中度黄染，双侧巩膜中度黄染，双肺呼吸音清，未闻及干湿啰音及胸膜摩擦音。心界不大，心率 64 次 / 分，心律齐，各瓣膜听诊区未闻及病理性杂音，腹部平坦，未触及包块，肝区有压痛，肝、脾、胆囊未触及，Murphy 征阳性，麦氏点无压痛，双侧输尿管无压痛，肝区叩痛阴性。移动性浊音阴性。双侧 Babinski 征阴性，踝阵挛阴性，扑翼样震颤阴性，Kernig 征阴性，Brudzinski 征阴性。

【辅助检查】

入院后查肝功能：ALT 952.4 U/L，AST 337.9 U/L，ALP 211.0 U/L，GGT 179.6 U/L，TBIL 86.0 μmol/L，DBIL 67.2 μmol/L，ALB 37.3 g/L。凝血功能：TT 18.7 s，PT 10.5 s，PTA 116.0%，INR 0.91，病原学检

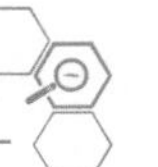

查：套氏系列八项中抗风疹病毒抗体 RV-IgG 47.86 IU/mL，巨细胞病毒抗体 CMV-IgG 189.40 U/mL，抗单纯疱疹病毒 HSV-I-IgG 35.02 COI。特种蛋白 IgG 16.60 g/L，IgM 3.84 g/L，C3 0.74 g/L，C4 0.14 g/L，ASO 175 IU/mL。粪便常规 + 潜血：阴性反应。甲型肝炎抗体 IgM 阳性，戊型肝炎抗体 IgM 阴性。乙肝五项均阴性。丙型肝炎抗体阴性。自身免疫性肝病谱均阴性，ENA 谱均阴性。C- 反应蛋白 6.0 mg/L，降钙素原 PCT 0.24 ng/mL。

腹部超声检查所见：肝实质回声偏粗、脾大、肝门淋巴结可见。

【诊断】

甲型病毒性肝炎，急性黄疸型。

【诊疗经过】

入院后给予复方甘草酸苷、多烯磷脂酰胆碱、还原型谷胱甘肽保肝、退黄治疗，患者恶心、呕吐、乏力、肝区不适症状明显减轻，尿黄减轻，未再出现陶土样大便。精神、食欲逐渐改善。1 周后复查，患者肝功能较前明显好转（ALT 50.2 U/L，DBIL 13.7 μmol/L，ALB 36.2 g/L，A/G 1.1，GGT 59.3 U/L，ALP 139.0 U/L，TBA 37.8 μmol/L，AST 28.1 U/L，TBIL 18.6 μmol/L，TP 68.4 g/L，GLO 32.2 g/L，CHE 5152 U/L，Pre-A 107.2 mg/L）。治疗过程中，肝功能各项指标均稳定恢复，未出现波动，好转出院。

【随访】

出院 1 个月随访患者肝功能正常，无复发，甲型肝炎治愈。2017 年 12 月 8 日复查甲型肝炎抗体 IgM 阳性反应。2018 年 1 月 20 日复查甲型肝炎抗体 IgM 阴性反应。

病例分析

甲型肝炎是由甲型肝炎病毒（hepatitis A virus，HAV）引起的急性乙类传染病。是与环境卫生和个人卫生水平有关的世界范围内的传染病之一，全年可散发病例，偶有暴发性流行。甲型肝炎通常是一种自限性疾病，不会发展为慢性疾病。但少数患者可以发展为重型肝炎（暴发性肝功能衰竭）而危及生命。

HAV 主要通过粪 – 口途径，经人际接触或摄入污染的水或食物传播。目前还没有关于甲型肝炎母体 – 胎儿传播的报道。引起甲型肝炎暴发的主要原因为 HAV 污染水源或食源，人际间密切接触也可以传播本病。我国农村地区偶因饮用水受到 HAV 污染而引起学校等集体单位的暴发疫情；因食用生冷海鲜食品引起的食源性暴发疫情也时有发生，如 1988 年 1 月上海地区曾暴发大规模甲型肝炎流行，就是因为食用未煮熟的被甲肝病毒污染的毛蚶所引起，流行持续了 3 个月，感染者多于 31 万余例。人与人之间密切接触传播导致的家庭、幼儿园、福利院等暴发疫情也时有报道。国外也报道过男男性行为人群因密切接触而引起的甲型肝炎暴发，以及因输入被污染的凝血因子Ⅷ和凝血因子Ⅸ浓缩物导致的甲型肝炎暴发。HAV 感染后可引起终身免疫，易感人群可以通过接种甲型肝炎疫苗预防感染。

此病例患者具有典型急性甲型肝炎临床特点：急性起病，病初发热，明显消化道症状如恶心、呕吐、纳差等，随之出现尿色黄染，查体皮肤、巩膜黄染，肝、脾肋下未触及，生化检查肝功能明显异常，以转氨酶升高为主（ALT ＞ 1000 U/L），血清胆红素升高（＜ 171 μmol/L），化验检查排除其他引起肝损伤原因如乙型肝炎病毒、丙型肝炎病毒、丁型肝炎病毒、戊型肝炎病毒感染，排除酒

精性及药物性肝损害，自身免疫性相关检查均阴性，影像学排除肝内外胆道梗阻，而抗 HAV IgM 阳性，可以明确诊断为病毒性肝炎，甲型，急性黄疸型。

在急性甲型肝炎患者中，极少数人可伴有肝内胆汁淤积，发生率＜ 5%。感染 HAV 后，暴发性肝功能衰竭发生率不足 1%，最常发生在 50 岁以上者及合并乙型肝炎或丙型肝炎等其他肝病的患者中。85% 的甲型肝炎患者临床表现和生化指标在 2 ～ 3 个月内完全恢复，几乎所有患者于病程的 6 个月时完全恢复。HAV 感染也不会变为慢性疾病，甲型肝炎患者在感染治愈后不会再次感染。但研究显示近 10% 的患者在急性起病后 6 个月内会出现病情反复，即肝功能好转（血清氨基转移酶接近正常）之后再次出现临床症状加重伴 ALT 的升高（有时可能超过 1000 U/L），血清抗 HAV IgM 抗体通常会在整个疾病过程持续存在，患者粪便中可以检测到 HAV，因此具有传染性。本病例患者出院后随访未出现甲型肝炎病情的复发。

血清抗 HAV IgM 抗体阳性是甲型肝炎的确诊依据。患者出现症状时即可在血清中检测到 IgM 抗体，在急性感染期和恢复期的初期，IgM 抗体达到高峰，随后 3 ～ 6 个月仍能检测到。血清 IgG 抗体在疾病恢复早期出现，并且持续存在数十年，与终生保护性免疫相关。

甲型肝炎疫苗接种能有效预防甲型肝炎发生，我国使用的甲型肝炎疫苗分为两种，即减毒活疫苗和灭活疫苗。我国自 2008 年 5 月已将甲型肝炎疫苗纳入国家一类计划免疫项目，疫苗免费接种对象为 18 个月至 6 岁儿童。自计划免疫接种以来，目前甲型肝炎流行特征也发生了变化，报告甲型肝炎发病率从 1991 年的 56/10 万下降到 2020 年的 1.05/10 万。发病周期性和季节性逐渐不明显，男性发病率高于女性，多地流行病学分析发现甲型肝炎发病率随年龄增长呈上

升趋势，患者职业以农民、退休人员及待业人员为主，因此开展高危人群应急接种，扩大接种甲型肝炎疫苗人群，提高总体人群免疫水平，是预防甲型肝炎的有效措施。

邢卉春教授病例点评

甲型肝炎，是常见的病毒性肝炎。我国成年人抗 HAV IgG 阳性（提示既往感染）率达 80%。近年来由于卫生条件的改善、疫苗的接种，有显性临床症状的病例明显减少。该病例临床经过非常典型，对我们进一步认识甲型肝炎的临床过程非常有帮助。需要提醒的是：①急性期的发热是甲型病毒性肝炎的特点之一，常常是自限性的，很少超过 39 ℃、持续时间很少超过 7 天，且不伴有流感样症状；②通常在黄疸前期症状是逐渐加重的，出现黄疸后症状会逐渐好转，该患者病程中有灰白便，肝脏超声检查未见胆道系统梗阻迹象，且在随后的病程中黄疸消退，考虑为肝内一过性胆汁淤积所致；③极个别患者会出现病程的迁延，即在病程的 3 ～ 6 个月会有肝功能的波动，但目前尚没有转为慢性患者的病例报告；④除非重症肝炎，常规的保肝对症治疗就能使患者尽快康复；⑤病后可以获得持久的免疫力，即不会再次得甲型肝炎；⑥甲型肝炎疫苗的接种是预防甲型肝炎的重要措施。

【参考文献】

1. 甲型病毒性肝炎暴发调查指南编写组 . 甲型病毒性肝炎暴发调查指南（2021 版）. 中华预防医学杂志，2022，56（5）：549-553.
2. 田园 . 2002-2019 年辽宁省锦州市甲型肝炎疫苗纳入免疫规划前后甲型肝炎的流

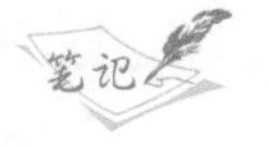

行病学特征 . 疾病监测，2020，35（10）：909-912.

3. 孙静，方兴，王燕，等 . 2020 年辽宁省甲型病毒性肝炎调查分析 . 国际病毒学杂志，2020，27（6）：477-480.
4. 龙江，杨雪帆，李勤，等 . 2014-2019 年重庆市甲型病毒性肝炎流行特征 . 热带医学杂志，2021，21（11）：1491-1494.
5. CHANG Y，KIM C，KIM N，et al. Hepatitis a outbreak in a facility for the disabled，Gyeonggi Province，Korea：an epidemiological investigation. J Prev Med Public Health，2021，54：370-375.
6. MONIQUE A，FOSTER M D，MEGAN G et al. Hepatitis A Virus Infections Among Men Who Have Sex with Men -Eight U. S. States，2017–2018. Morbidity and Mortality Weekly Report，2021，6（18）：875-878.
7. BING Y Y，PENG C，YI F，et al. A community-wide epidemic of hepatitis A virus genotype IA associated with consumption of shellfish in Yantai，eastern China. January to March 2020. Human Vaccines & Immunotherapeutics，2022，8：1-8.

（段英 全敏 整理）

病例2 代偿期乙型肝炎肝硬化临床治愈

病历摘要

【基本信息】

患者，男性，38岁，主因“腹部隐痛2个月，乏力、尿黄2周”于2011年8月2日入院。

现病史：患者2个月前劳累后出现腹部隐痛不适，无恶心、呕吐，无反酸、烧心，无发热，无腹泻，无皮肤瘙痒，无牙龈出血，无黑便，无灰白便，患者并未重视。2周前无明显诱因出现乏力、纳差、尿黄，症状逐渐加重，于1天前（2011年8月1日）患者就诊于外院，化验示肝功能异常，ALT 1143 U/L，AST 797 U/L，TBIL 84.4 μmol/L，DBIL 35.0 μmol/L，为进一步诊治来我院，门诊以“肝功能异常”收入院。患者发病以来，神志清楚，精神可，尿色黄，尿量无减少，大便如常，体重变化不详。

既往史：否认高血压、冠心病、糖尿病及肝病病史（既往未曾进行过体检），否认服用土三七等特殊药物史。否认手术史。经常在外就餐，否认输血史，否认拔牙史。否认地方病疫区居住史，否认冶游史，吸烟20年，平均每日20支，偶有少量饮酒史。否认乙肝家族史。

【体格检查】

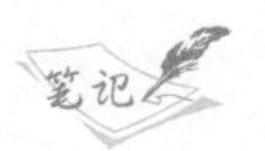

体温36.5 ℃，血压130/90 mmHg，脉搏80次/分，呼吸20次/分。

皮肤、巩膜中度黄染，心肺检查无异常，腹部平坦，未见胃型、肠型，腹部柔软，肝肋下未触及，脾大（肋下约 2 ～ 3 cm，质韧），肝区叩痛阳性，移动性浊音阴性，双下肢无水肿。

【辅助检查】

入院检查：肝功能：ALT 980.5 U/L，AST 753.3 U/L，TBIL 89.0 μmol/L，DBIL 62.8 μmol/L，ALB 32.2 g/L，CHE 4440 U/L；HBV DNA：6.42×10^6 IU/mL；乙肝五项：HBsAg ＞ 250 IU/mL，HBsAb 0.07 mIU/mL，HBeAg 0.45 S/CO，HBeAb 0.01 S/CO，HBcAb 11.6 S/CO；乙肝 IgM 核心抗体 0.67 S/CO；PTA 84.0%；血常规：WBC 3.78×10^9/L，HGB 148.8 g/L，PLT 86.6×10^9/L；甲型、丙型、丁型、戊型肝炎病毒学标志物均阴性；EB 病毒抗体 IgM 阴性，巨细胞病毒抗体 IgM 阴性；自身免疫指标均阴性；腹部彩超示肝弥漫性病变，脾厚 63 mm，肋下 26 mm，门脉主干增宽（14 mm）；肝穿刺活组织检查病理回报示慢性肝炎，中 – 重度，乙型，肝组织炎症分级为 2 级，纤维化分期为 4 期（G2S4）。

【诊断】

乙型肝炎肝硬化代偿期，脾功能亢进。

【诊疗经过】

综合分析患者入院时的检查结果，排除了乙型肝炎病毒之外的其他原因造成的肝损伤，结合病理结果（G2S4），脾大、血小板减低、PTA 正常；且患者无腹腔积液、肝性脑病等失代偿表现，故诊断肝炎肝硬化，乙型，代偿期。立即启动恩替卡韦口服抗病毒，同时予复方甘草酸苷、还原型谷胱甘肽、多烯磷脂酰胆碱等保肝治疗。治疗后患者腹部隐痛不适症状逐渐消失，食欲明显改善。1 周后复查肝功能：ALT 205.6 U/L，AST 97.4 U/L，TBIL 86.2 μmol/L，

DBIL 62.5 μmol/L，ALB 32.2 g/L，CHE 4940 U/L。继续抗病毒治疗、保肝对症治疗，3 周后复查肝功能进一步好转，胆红素明显消退（ALT 80.3 U/L，AST 57.5 U/L，TBIL 32.7 μmol/L，DBIL 20.0 μmol/L，ALB 32.2 g/L，CHE 4944.0 U/L），病情好转出院。出院后 3 个月门诊复查：HBV DNA 低于检测下限。之后多次复查，HBV DNA 保持在低于检测下限，HBsAg 也在持续下降中，继续维持恩替卡韦单药抗病毒治疗。3 年余后化验：HBV DNA 低于检测下限，HBsAg 为 51.31 IU/mL，彩超提示脾较前明显回缩，在患者充分知情同意并排除干扰素禁忌证的情况下，于 2015 年 3 月开始在恩替卡韦基础上联合重组人普通干扰素 α 2b 注射液 5 MIU 隔日一次，皮下注射。在联合治疗 36 周时复查 HBsAg 0.00 IU/mL，HBsAb 18.13 mIU/mL，在继续恩替卡韦联合干扰素抗乙肝病毒治疗的同时，给予重组乙型肝炎疫苗 40 μg/ 次，肌内注射，同时给予胸腺法新调节免疫。联合治疗 48 周（2016 年 3 月 2 日）复查 HBsAg 0.00 IU/mL，HBsAb 128.55 mIU/mL。考虑到患者肝硬化的基础，故在患者充分知情同意的基础上继续联合抗病毒治疗至 60 周，复查 HBsAg 0.00 IU/mL，HBsAb＞1000 mIU/mL；肝功能正常（ALT 17.2 U/L，AST 15.2 U/L，TBIL 12.7 μmol/L，DBIL 4.4 μmol/L，ALB 49.0 g/L，CHE 9874 U/L）；腹部彩超示脂肪肝，脾厚 44 mm，肋下（–），门脉主干 11 mm；肝脏弹性测定 6.8 kPa。考虑接近临床治愈，于 2016 年 6 月停止全部抗乙肝病毒治疗。在治疗过程中曾出现白细胞及血小板减低，对症治疗后好转，在停用干扰素后全部恢复正常。

【随访】

患者门诊规律随访，乙型肝炎病毒感染无复发，腹部彩超也未见肝病进展迹象。2021 年 9 月 15 日复查 HBV DNA 低于检测

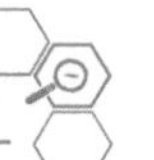

下限；HBsAg 0.00 IU/mL，HBsAb 668.69 mIU/mL；肝功能：ALT 40.6 U/L，AST 22.0 U/L，TBIL 12.7 μmol/L /L，DBIL 3.9 μmol/L，ALB 49.9 g/L，CHE 97 144 U/L；血常规：WBC 5.21 × 10^9/L，HGB 176.0 g/L，PLT 154.0 × 10^9/L；肝脏弹性测定 6.3 kPa；腹部彩超示肝弥漫性病变，脾厚 42 mm，长 121 mm，门脉主干 12 mm。

病例分析

慢性乙肝患者未经正规合理治疗，其中 20% ～ 30% 可发展成肝硬化，肝硬化患者中 2% ～ 5% 会进展成肝细胞癌（hepatocellular carcinoma，HCC）。因此抗病毒治疗慢性 HBV 感染是预防肝炎肝硬化及 HCC 的最关键措施。目前慢性 HBV 感染者抗病毒治疗的药物主要包括核苷（酸）类抗病毒药 [nucleos（t）ide analogues，NAs] 和干扰素。NAs 可有效抑制 HBV DNA 复制，但 HBeAg 血清学转换率较低，HBsAg 阴转率仅 0 ～ 3%，需要长期甚至终身服药。因此，在治愈乙肝的新药尚未面世的情况下，如何进一步提高慢性 HBV 感染者的抗病毒疗效、尽可能实现 HBsAg 阴转并停药的目标是临床亟待解决的热点和难点问题。

早在 2010 年已有一些关于 NAs 序贯 / 联合聚乙二醇干扰素（pegylated interferons，Peg-IFN）以优化抗病毒治疗策略的临床研究和探索，并得到多数学者的认可。2015 年我国《慢性乙型肝炎防治指南》首次提出慢性乙型肝炎（chronic hepatitis B，CHB）临床治愈（又称功能性治愈）的概念，即 CHB 患者停止治疗后，仍存在持续的病毒学应答，HBsAg 消失，并伴有 ALT 复常和肝脏组织病变改善。2017 年欧洲肝病学会（European Association for the Study of the Liver，

EASL）指南和2018年美国肝病学会（American Association for the Study of Liver Diseases，AASLD）指南陆续确认了功能性治愈的概念。2019年我国发布的新版《慢性乙型肝炎防治指南》明确指出，对于NAs经治的CHB患者中的优势人群可联合Peg-IFN α 以达到临床治愈。同年，我国专家发表了全球首个CHB功能性治愈专家共识。研究显示，经序贯/联合方案治疗的CHB患者整体HBsAg清除率接近30%，其中HBsAg低水平的优势人群清除率可高达80%，远远超过NAs或Peg-IFN单药治疗。HBsAg清除者肝脏组织学改善的概率远大于未清除者。达到临床治愈与从未治疗的CHB患者相比5年HCC累积发生率从15%降至1%。目前对于NAs序贯/联合Peg-IFN方案，包括人群选择、治疗时机及具体序贯/联合方法、疗程等细节尚无统一的指导标准。但已有大量研究显示，基线HBsAg水平定量和治疗过程中HBsAg动态水平可作为序贯/联合治疗获得临床治愈的重要预测因素，其中基线HBsAg水平的预测价值最大。

本例患者为年轻男性，以肝功能异常发病，完善检查发现HBsAg、HBV DNA阳性，虽然否认CHB家族史及乙型肝炎病史，但临床上经过仔细甄别后还是可以明确是慢性HBV感染：①否认长期大量饮酒史，近期也未应用损肝药物；②肝组织病理学提示为G2S4，纤维化分期为S4，提示肝组织已经有假小叶形成，可以诊断为肝硬化；③患者没有心功能不全、自身免疫性疾病或其他致慢性肝损伤的基础疾病，且排除其他嗜肝病毒（HCV、HEV）感染或非嗜肝病毒的感染，也没有自身免疫性肝病；④乙肝核心抗体IgM阴性，且患者存在脾大及白细胞、血小板下降。综合分析，乙型肝炎肝硬化，代偿期，脾功能亢进的诊断成立。治疗过程中虽然进行了积极的抗病毒治疗，但患者HBsAg持续存在也超过了半年，进一

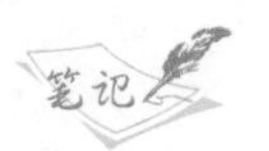

步证明其慢性 HBV 感染的可能性。患者经过 NAs 抗病毒治疗后，HBV DNA 得到有效抑制，HBsAg 滴度持续下降，于 NAs 单药治疗 3 年余，HBsAg 降至 51.31 IU/mL，考虑患者为干扰素治疗应答的优势人群，因此我们在其继续 NAs 治疗的基础上联合应用干扰素，经过 36 周联合抗病毒治疗后，HBsAg 阴转，HBsAb 阳性，但水平较低，加用乙型肝炎疫苗后 HBsAb 明显升高，实现了 HBsAg 的血清学转换，于联合治疗 60 周后停用普通干扰素及恩替卡韦抗病毒药。经过有限疗程最终达到 HBsAg 清除伴有 HBsAb 阳转，并获得停药后的维持应答。目前停药 6 年，检查 HBV DNA 持续低于检测下限，HBsAg 阴性，HBsAb 维持高水平（668.69 mIU/mL），肝功能、血常规正常，彩超示脾脏大小回缩，虽然彩超肝脾结果还没有完全正常，但是在一步步迈向临床治愈。当然该患者仍需长期随访，评估其 HBsAg 清除后的持久性及远期预后情况。

邢卉春教授病例点评

慢性 HBV 感染是缓慢进展性疾病，随着年龄的增长，出现明显的肝组织炎症、纤维化的概率会增加，即使肝功能正常（隐匿性），也会有 25% ～ 35% 的患者有明显的肝纤维化或炎症，及时启动抗病毒治疗是改善患者预后的重要治疗措施。

对于代偿期乙肝肝硬化患者，慢性乙型肝炎防治指南（2019 年版）推荐采用恩替卡韦、富马酸替诺福韦二吡呋酯或富马酸丙酚替诺福韦进行长期抗病毒治疗。但由于干扰素类药物出现发热、白细胞减低、血小板减少等不良反应的概率高，有些患者还有可能会出现甲状腺功能异常、自身免疫紊乱或精神异常等不良反应，因此对

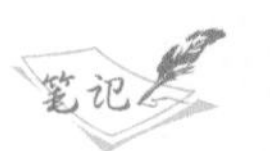

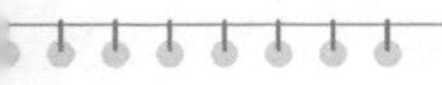
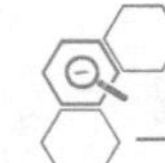

于肝硬化患者临床上采用干扰素治疗时需慎重。但有些患者在经过NAs有效的抗病毒治疗后，肝功能稳定，肝硬化明显逆转，也会转变为《慢性乙型肝炎防治指南》所指的“部分适合”“追求临床治愈”的人群。本例患者在用恩替卡韦治疗3年余后，HBsAg降低51.31 IU/mL、HBV DNA低于检测下限，肝功能正常、影像学没有肝硬化表现，也没有干扰素应用的其他禁忌证的情况下，在患者充分知情同意后启动了联合普通干扰素的抗病毒治疗方案，治疗8个月后HBsAg消失、HBsAb 18.13 mIU/mL。因HBsAb水平仍低，因此继续联合治疗至15个月，HBsAg仍阴性、HBsAb ＞ 1000 mIU/mL，临床上没有其他肝损害的迹象，才停止全部抗病毒治疗。该患者虽然当时没有肝组织学检查的结果，但至今患者已停药6年，肝功能正常、彩超和肝脏弹性测定值接近正常，已经接近临床治愈。该病例患者的实践，也为现阶段乙型肝炎肝硬化患者的临床治愈提供了可参考的经验。

【参考文献】

1. 中华医学会感染病学分会，中华医学会肝病学分会．慢性乙型肝炎防治指南（2019年版）. 中华肝脏病杂志，2019，27（12）：938-961.
2. 中华医学会感染病学分会，中华医学会肝病学分会．慢性乙型肝炎临床治愈（功能性治愈）专家共识．中华肝脏病杂志，2019，27（8）：594-603.
3. PFEFFERKORN M，SCHOTT T，BÖHM S，et al. Composition of HBsAg is predictive of HBsAg loss during treatment in patients with HBeAg-positive chronic hepatitis B. J Hepatol，2021，74（2）：283-292.
4. 高志良．慢性乙型肝炎功能性治愈（临床治愈）的热点和难点．现代消化及介入诊疗，2019，24（9）：949-951.
5. SONG C，LV J，LIU Y，et al. Associations Between Hepatitis B Virus Infection and

Risk of All Cancer Types. JAMA Netw Open，2019，2（6）：e195718.

6. CHAN H L Y，CHAN F W S，HUI A J，et al. Switching to peginterferon for chronic hepatitis B patients with hepatitis B e antigen seroconversion on entecavir-A prospective study. J Viral Hepat，2019，26（1）：126-135.

7. 张娜，赵莹莹，欧蔚妮，等. 肝功能正常或轻度异常的慢性 HBV 感染者肝组织病理改变分析. 中华实验和临床感染病杂志，2014，8（1）：17-21.

8. ZENG Q L，YU Z J，SHANG J，et al. Short-term Peginterferon-Induced High Functional Cure Rate in Inactive Chronic Hepatitis B Virus Carriers with Low Surface Antigen Levels. Open Forum Infect Dis，2020，7（6）：ofaa208.

（程丹颖　李炜　整理）

病例 3　慢性乙型肝炎临床治愈的个性化治疗

病历摘要

【基本信息】

患者，男性，28 岁，主因“发现 HBsAg 阳性 10 年，间断谷丙转氨酶升高 4 年，加重 1 周”于 2015 年 4 月以“慢性乙型肝炎”收住院。

现病史：患者 10 年前体检发现 HBsAg 阳性，未予抗病毒治疗。2010 年 1 月于外院化验：ALT 115 U/L，HBsAg（+）、HBeAg（+），HBV DNA 6.8×10^6copies/mL，当地予聚乙二醇化干扰素 α -2a（PEG-IFN α -2a）180 μg qw 抗病毒治疗 2 个月。2010 年 3 月复查 HBV DNA 1.22×10^6copies/mL，予联合拉米夫定（LAM）100 mg qd 治疗 5 个月。2010 年 8 月复查 ALT 正常，HBV DNA ＜ 1×10^2copies/mL，自行停用 LAM，单用 PEG-IFN α -2a 治疗，1 个月后（2010 年 9 月）HBV DNA 升至 3.8×10^4copies/mL，继续单用 PEG-IFN α -2a 治疗 6 个月后（2011 年 2 月）因 HBV DNA 持续阳性停用干扰素，改为替比夫定（LDT）600 mg qd 抗病毒治疗，LDT 治疗 1 个月后（2011 年 3 月）复查 HBV DNA ＜ 1×10^2copies/mL。LDT 治疗 8 个月后（2011 年 10 月）HBV DNA 复现 1.12×10^2copies/mL，予联合阿德福韦酯（ADV）10 mg qd 抗病毒治疗 21 个月，复查 HBV DNA 3×10^4copies/mL。2013 年 7 月改为 LAM 100 mg qd 联合富马酸替

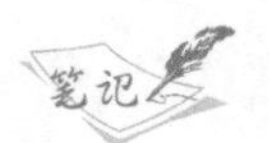

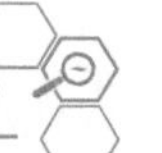

诺福韦二吡呋酯片（TDF）300 mg qd 抗病毒治疗，HBV DNA 始终波动于（1×10^2）～（2×10^3）copies/mL。2015 年 1 月复查 ALT 135 U/L，HBsAg ＞ 250 IU/mL，HBeAg 711.77 S/CO，自行停用所有抗病毒药物。1 周前于我院查 HBsAg 47 927.32 IU/mL，HBeAg 1570.81 S/CO；HBV DNA 1.78×10^7copies/mL；肝功能：ALT 1132.3 U/L，AST 382.0 U/L。门诊以"病毒性肝炎，慢性乙型"收入我科住院治疗。

既往史：母亲及哥哥均为慢性乙肝患者，父亲体健；否认遗传病病史、肿瘤史。否认高血压、冠心病、糖尿病病史，否认其他传染病病史。否认食物、药物过敏史，否认手术外伤史或血制品应用史。

个人史：无地方病疫区居住史，无传染病疫区生活史，无冶游史，否认吸烟史及长期大量饮酒史，已婚，配偶及子女体健。

【体格检查】

体温 36.6 ℃，脉搏 80 次 / 分，呼吸 20 次 / 分，血压 120/80 mmHg。

神志清楚，正常面容，全身皮肤黏膜颜色正常，无黄染，肝掌阴性，蜘蛛痣阴性，腹平软，全腹无压痛及反跳痛，肝、脾、胆囊未触及，Murphy 征阴性，移动性浊音阴性。双下肢无水肿。

【辅助检查】

化验回报：肝功能：ALT 1441.6 U/L，AST 460.9 U/L，TBIL 12 μmol/L，ALB 39.9 g/L，GGT 222.6 U/L，TG 1.72 mmol/L，HDL-C 1.01 mmol/L。PTA 95%。血常规：WBC 4×10^9/L，NE 2.1×10^9/L，RBC 4.89×10^{12}/L，HGB 139 g/L，PLT 189×10^9/L。HBV 基因 b 型，抗 HBc IgM 阴性，HCV 抗体阴性，甲型和戊型肝炎病毒 IgM、EBV IgM、CMV IgM 阴性。血常规、肾功能、电解质、甲状腺功能均未

见异常。自身抗体系列阴性。腹部彩超：肝脏弥漫性病变伴脂肪变，脾厚 41 mm、脾稍大；门静脉主干宽约 11 mm。心电图、胸片均未见异常。

【诊断】

乙型病毒性肝炎慢性，脾大，非酒精性脂肪性肝炎。

【诊疗经过】

入院后给予 ETV 1.0 mg qd 抗病毒及保肝治疗。4 月 11 日化验肝功能：ALT 1636.9 U/L，AST 443.7 U/L。4 月 16 日化验肝功能：ALT 577.8 U/L，AST 361.6 U/L，ALB 38.6 g/L，TBIL 11 μmol/L，根据患者既往核苷（酸）经治、单用 PEG-IFN α -2a 不能取得病毒学应答，即使 2 种核苷（酸）联合治疗亦不能取得病毒学应答。故在 ETV 1.0 mg qn 基础上联合 PEG-IFN α -2a 180 μg qw 抗病毒治疗。4 月 21 日化验肝功能：ALT 328.9 U/L，AST 385.6 U/L，TBIL 13 μmol/L，ALB 42 g/L，GGT 632.8 U/L，TBA 59.9 μmol/L。HBV DNA 5.12×10^5copies/mL。因已制定联合抗病毒方案，患者 ALT 下降至 10 倍正常上限（upper limit of normal，ULN）以内、无黄疸，PTA 正常，口服抗病毒药物治疗 3 周后 HBV DNA 已下降 3log（1000 倍）；接受第一针 PEG-IFN α -2a 后能够耐受流感样症状，用药 1 周评价血常规白细胞及血小板下降幅度有限（血常规 WBC 3.2×10^9/L，NE 1.5×10^9/L，RBC 4.0×10^{12}/L，HGB 131 g/L，PLT 189×10^9/L）。患者出院后定期于门诊随诊。

【随访】

ETV 1.0 mg qd 基础上联合 PEG-IFN α -2a 180 μg qw 治疗 12 周：HBsAg 181.15 IU/mL（下降 2log），HBeAg 14.87 S/CO（下降 2log），HBV DNA 阴转（＜ 5×10^2copies/mL）；肝功能：ALT 240.7 U/L，

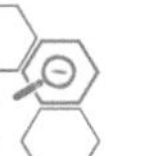

AST 249.4 U/L，GGT 414.1 U/L，有追求乙肝表面抗原阴转及有限疗程的可能性。联合治疗 24 周：HBsAg 14.69 IU/mL（继续下降 1log）并且 HBsAg＜100 IU/mL，HBeAg 3.29 S/CO（继续下降 1log），精准 HBV DNA 未检测到。继续联合治疗 72 周：HBsAg 阴转。巩固治疗至 96 周：HBsAg 阴转，HBsAb 82 mIU/mL，HBV DNA 未检测到，停用所有抗病毒药物。随访观察 4 年：HBsAg 仍阴性，精准 HBV DNA 未检测到（表 3-1）。

表 3-1　恩替卡韦联合聚乙二醇化干扰素 α-2a 治疗期间病毒学和生化学部分化验结果

检测项目	基线	联合治疗 12 周	联合治疗 24 周	联合治疗 48 周	联合治疗 72 周	联合治疗 96 周
HBsAg（IU/mL）	47927.32	181.15	14.69	3.74	0.02	0.02
HBsAb（mIU/mL）	-	0	0.51	0.71	3.55	4.16
HBeAg（S/CO）	1570.81	14.87	3.29	1.45	1.3	0.92
AntiHBeAb（S/CO）	-	2.77	1.7	1.64	1.62	1.54
HBV DNA（copies/mL）	1.78×10^7	$<5.0\times10^2$	未检测到（＜20 IU/mL）	未检测到（＜20 IU/mL）	未检测到（＜20 IU/mL）	未检测到（＜20 IU/mL）
ALT（U/L）	1132.3	240.7	592	480	320	288.1

病例分析

CHB 是由乙型肝炎病毒（HBV）引起的慢性进展性疾病，如果没有得到及时有效的抗病毒治疗，患者疾病将不断恶化，导致生活质量下降。据统计，我国 HBV 携带者约 9300 万，其中 2800 万人为 CHB 患者，截至目前，估算我国 CHB 的诊断率仅有 22%、治疗率仅 17%。因此，如何优化抗病毒治疗方案，改善 CHB 患者的临床转归，已成为近年研究热点。

2019 年版的《慢性乙型肝炎防治指南》指出，通过长期有效的

抗病毒治疗，清除或抑制 HBV 复制后，可以明显改善患者的肝脏生化学指标，并使得肝组织炎症和纤维化得到缓解或逆转，阻止或延缓疾病进展为肝硬化、肝衰竭或肝细胞癌，从而延长生存时间、降低病死率。而对于部分适合的患者，应积极追求临床治愈（即功能性治愈），以改善患者长期预后。

大量临床研究和实践表明，无论采用 NAs，还是聚乙二醇化干扰素抗病毒治疗，治疗目标均为使 HBV 得到有效的清除或抑制，临床评价指标为病毒学应答、血清学及生化学应答。患者初始治疗如选择 NAs，建议选用抗病毒能力强、高耐药屏障的药物，目前一线口服药物可选择恩替卡韦、TDF、富马酸丙酚替诺福韦；如果口服 NAs 治疗 48 周仍应答不佳或未取得完全病毒学应答，则建议调整治疗方案，换用或加用更强有力、耐药屏障更高的 NAs 口服。NAs 可抑制肝细胞内 HBV DNA 复制，而聚乙二醇化干扰素具有间接抗病毒和调节免疫的双重作用。聚乙二醇化干扰素通过不同的作用机制协同 NAs 的基础疗效，从而达到“强强联合”作用。因此，无论是在更好控制 HBV 复制，还是在取得 CHB 临床治愈方面，以聚乙二醇化干扰素为基础的治疗都有着举足轻重的地位。本例患者为青年男性，有乙型肝炎家族史，为 HBeAg 阳性的 CHB，既往 NAs 经治，无论是单用 NAs、还是联合 2 种 NAs，抑或单用 PEG-IFN α -2a，均未能获得完全病毒学应答，这是我们积极选择 NAs 联合干扰素治疗的首要原因。患者当时无生育要求，除外干扰素其他禁忌证后，开始接受 PEG-IFN α -2a 联合 1 种 NAs 抗病毒的治疗方案。在治疗过程中逐渐取得完全病毒学应答基础（即精准 HBV DNA 检测不到）；HBsAg 和 HBeAg 在治疗 24 周和 48 周后均陆续下降超过 1log。治疗 24 周时患者

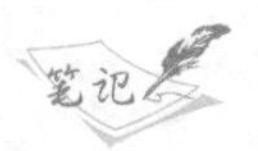

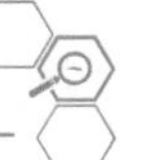

HBsAg ＜ 100 IU/mL，考虑有望争取临床治愈，故延长干扰素疗程，至 72 周时出现 HBsAg 阴转并继续巩固治疗 24 周。联合治疗至第 96 周时，患者达到临床治愈，开始停药观察，虽停药时 HBsAb 未达 200 mIU/mL 以上，但停药后观察 4 年 HBV DNA 始终未检测到，且 HBsAg 持续呈阴性。

谢尧教授病例点评

根据中华医学会肝病学分会和感染病学分会更新的《慢性乙型肝炎防治指南（2019 年版）》：有效抑制 CHB 患者 HBV 复制，可以减轻肝脏炎症坏死、有效阻断和逆转肝纤维化甚至早期肝硬化，从而减少肝硬化相关并发症、降低肝细胞癌和肝病相关病死率。2020 年亚洲地区也以共识和专家意见的方式发布了对 CHB 诊断和启动抗病毒治疗的推荐意见，2021 年美国临床胃肠病和肝病学会发布了《美国慢性乙型肝炎病毒感染管理治疗流程（2021 年修订）》。尽管国内外指南对于慢性乙型肝炎抗病毒治疗的适应证均已经逐步放宽，但仍有相当数量的 CHB 患者因未达到现有抗病毒治疗指征而未能接受抗病毒治疗，从而导致疾病进展。甚至越来越多的研究数据显示，免疫耐受期患者与免疫活动期患者同样存在 HBV DNA 整合至宿主染色体，从而引起病情进展。对于一些“不确定期”或“灰区”的患者，如不及时给予抗病毒治疗，可能会因发生 HCC 或疾病进展而缩短生存时间。

为此，中华医学会肝病学分会组织有关专家，根据我国 CHB 的现状，结合国内外诊治进展，综合近期发表的相关临床研究证据，提出了《扩大慢性乙型肝炎抗病毒治疗的专家意见》：建议

对于抗病毒治疗1年以上但仍存在低病毒血症的CHB患者，可参考各指南中对应答不佳的处理；采用高精准HBV DNA的检测方法，在排除依从性和检测误差后，建议换用或加用强效低耐药核苷（酸）类似物（ETV、TDF或TAF）治疗，或者联合聚乙二醇化干扰素治疗，以尽快达到完全病毒学应答，从而改善患者的长期预后。对于争取CHB抗病毒治疗的临床治愈，目前本团队认为应具备以下几个前提：①临床治愈建立在完全病毒学应答基础上；②选择聚乙二醇化干扰素为基础治疗；③根据患者的治疗反应，制定个性化抗病毒治疗方案，必要时延长干扰素疗程至96周。

【参考文献】

1. 中华医学会感染病学分会，中华医学会肝病学分会．慢性乙型肝炎防治指南（2019年版）. 实用肝脏病杂志，2020，23（1）：后插9-后插32.
2. EASL 2017 Clinical Practice Guidelines on the management of hepatitis B virus infection. Journal of hepatology，2017，67（2）：370-398.
3. DURANTEL D. New treatments to reach functional cure：Virological approaches. Best practice & research Clinical gastroenterology，2017，31（3）：329-336.
4. YEH M L，HUANG J F，DAI C Y，et al. Pharmacokinetics and pharmacodynamics of pegylated interferon for the treatment of hepatitis B. Expert opinion on drug metabolism & toxicology，2019，15（10）：779-785.
5. MARTIN P，NGUYEN M H，DIETERICH D T，et al. Treatment Algorithm for Managing Chronic Hepatitis B Virus Infection in the United States：2021 Update. Clinical gastroenterology and hepatology：the official clinical practice journal of the American Gastroenterological Association，2022，20（8）：1766-1775.
6. MASON W S，GILL U S，LITWIN S，et al. HBV DNA integration and clonal hepatocyte expansion in chronic hepatitis B patients considered immune tolerant. Gastroenterology，2016，151（5）：986-998. e4.

7. KENNEDY P T F，LITWIN S，DOLMAN G E，et al. Immune tolerant chronic hepatitis B：the unrecognized risks. Viruses，2017，9（5）：96.
8. 中华医学会肝病学分会．扩大慢性乙型肝炎抗病毒治疗的专家意见．中华肝脏病杂志，2022，30（2）：131-136.

（张璐　许梦娇　整理）

病例 4　乙型肝炎病毒感染所致的慢加急性肝衰竭

病历摘要

【基本信息】

患者，男性，28 岁，主因“乏力、尿黄 10 天，上腹胀、眼黄、面黄 4 天”于 2016 年 7 月 31 日入院。

现病史：患者于 10 天前无明显诱因感乏力、尿黄，无恶心、呕吐、畏寒、发热、腹痛、腹泻等其他不适，开始未予重视，后上述症状逐渐加重，尿色如浓茶样。4 天前患者感上腹部饱胀不适、口苦、纳差，家人发现其眼黄、面黄，1 天前就诊于当地某医院，查血常规正常；肝功能：ALT 1558 U/L，AST 1063 U/L，TBIL 355.9 μmol/L，DBIL 252.2 μmol/L，ALB 39.7 g/L，CHE 5003 U/L，乙型肝炎病毒标志物 HBsAg ＞ 250 IU/mL，HBeAg 0.65 S/CO，HBeAb 0.02 S/CO，HBcAb 9.00 S/CO；丙型肝炎病毒抗体阴性；腹部超声：肝、脾未见异常，胆囊壁增厚。来我院就诊，为进一步诊治收住病房。自发病以来，患者精神睡眠一般，饮食欠佳，大便正常，小便深黄如浓茶样，尿量正常，体重无明显变化。

既往史：平素体健，否认高血压、冠心病、糖尿病病史；否认其他传染病病史；否认输血及血制品史；否认食物、药物过敏史，否认手术外伤史。

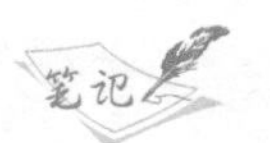

个人史：生长于原籍，后于北京从事程序员工作，否认吸烟史，

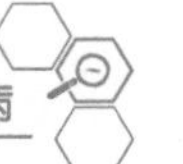

偶尔饮酒，否认疫水、疫区及毒性放射性物质接触史，否认性病及冶游史。

家族史：父母亲均健在，父亲患有“慢性乙型肝炎”，否认家族中有其他传染病，否认家族性遗传性疾病史。

【体格检查】

体温 36.6 ℃，血压 110/70 mmHg，脉搏 78 次 / 分，呼吸 18 次 / 分，神志清，精神正常，肝病面容，全身皮肤黏膜及巩膜重度黄染，肝掌阴性，蜘蛛痣阴性，全身浅表淋巴结未触及异常肿大。双肺呼吸音清，心律齐，各瓣膜听诊区未闻及病理性杂音，腹部平坦，全腹无压痛及反跳痛，腹部未触及包块，肝、脾、胆囊未触及，Murphy 征阴性，肝浊音界无缩小，移动性浊音阴性，双下肢无水肿，扑翼样震颤及踝阵挛阴性。

【辅助检查】

入院后完善化验检查，查血常规：WBC 7.3×10^{9}/L，NE% 64.00%，NE 4.70×10^{9}/L，RBC 4.36×10^{12}/L，HGB 147.0 g/L，PLT 135.0×10^{9}/L。电解质 + 肾功能 + 血糖 + 血氨：UREA 2.94 mmol/L，URCA 166 μmol/L，GLU 3.61 mmol/L，TCO_2 21.8 mmol/L，余正常。凝血功能：PT 20.5 s，PTA 43.0%，INR 1.89，TT 20.7 s，APTT 47.8 s，Fb 130.0 mg/dL。肝功能：ALT 1063.0 U/L，AST 569.0 U/L，TBIL 329.4 μmol/L，DBIL 230.2 μmol/L，TP 60.6 g/L，ALB 34.6 g/L，TBA 286.8 μmol/L，Pre-A 29.10 mg/L，CRP 8.50 mg/L。血脂：TCHO 1.87 mmol/L，HDL-C 0.14 mmol/L，余正常。肿瘤系列：AFP 407.0 ng/mL，余正常。乙型肝炎病毒标志物：HBsAg 9493.79 IU/mL，抗 -HBe 0.02 S/CO，抗 - HBc 9.23 S/CO，余阴性。特种蛋白：IgG 19.20 g/L，IgA 5.97 g/L，C3 0.43 g/L，C4 0.12 g/L，

CER 0.21 g/L。甲状腺激素系列：T3 0.55 ng/mL，TSH 0.11μIU/mL，FT3 1.46 pg/mL，余正常。进口试剂检测 HBV DNA 1.12×10^8 IU/mL。乙型肝炎病毒基因分型 B 型。自身免疫性肝病抗体，甲型、丙型、丁型、戊型肝炎病毒抗体和乙型肝炎病毒核心抗体 IgM 均阴性。心电图：窦性心律，电轴左偏，QT 间期延长，异常 ECG。胸部正侧位片：心肺未见明显异常。腹部超声：肝弥漫性病变，胆囊壁毛糙，门脉血流检查未见明显异常。腹部增强 CT：肝实质弥漫密度减低，性质待定，肝实质水肿？脾大。

【诊断】

病毒性肝炎慢性乙型活动性，慢加急性肝衰竭。

【诊疗经过】

入院后给予恩替卡韦抗乙型肝炎病毒，常规抗炎保肝、清除氧自由基、稳定肝细胞膜、间断输注新鲜冰冻血浆和白蛋白等治疗，患者乏力、上腹部饱胀略有减轻，但尿黄、眼黄、面黄无好转，胆红素曾一度升高，TBIL 最高达 462 μmol/L，DBIL 最高达 348.5 μmol/L，PTA 降至 31%，INR 升至 2.62，ALB 最低降至 24.5 g/L，此后，患者 TBIL 缓慢下降至 300 μmol/L 左右，PTA 逐渐升至40%以上。2016年9月29日患者排柏油样成型便1次，量约50 g，急查血常规：WBC 7.78×10^9/L，NE% 65.60%，NE 5.11×10^9/L，RBC 2.03×10^{12}/L，HGB 74.40 g/L，HCT 19.62%，MCV 96.60 fL，MCH 36.54 pg，MCHC 378.40 g/L，PLT 90.00×10^9/L，给予扩容补液、输注红细胞及新鲜冰冻血浆后当日行急诊胃镜检查，结果提示：食管静脉曲张中度，十二指肠球部溃疡（图 4-1），予质子泵抑制剂抑制胃酸分泌、保护胃黏膜等治疗后，患者未再有活动性消化道出血。2016 年 10 月 8 日患者出现腹胀、腹围增大，查腹部超声

提示肝弥漫性病变（肝硬化？），脾大，中大量腹水，门脉高压血流改变，通过输蛋白、利尿等治疗后患者腹胀减轻，腹围缩小，复查腹部超声提示腹水消退，腹部增强 MRI 提示：肝脾大，肝实质弥漫信号异常，考虑肝实质炎症水肿可能性大。2016 年 12 月 7 日，患者再次出现恶心，呕吐暗红色血液量约 800 mL，伴上腹部隐痛、心慌、出汗。心电监护提示窦性心动过速，心率 108 次 / 分，血压 100/70 mmHg，血氧饱和度 98%，即刻给予生长抑素和特利加压素降低门静脉压力，抑制胃酸分泌，扩容补液，输注红细胞及新鲜冰冻输血浆、白蛋白等治疗，患者仍有活动性消化道出血，HGB 降至 70 g/L，即刻放置五腔三囊管后，患者生命体征相对稳定，无活动性消化道出血征象。2016 年 12 月 8 日查胃镜提示：食管胃底静脉曲张破裂出血，行聚桂醇 + 组织胶治疗（图 4-2），此后患者未再有活动性消化道出血。至 2017 年 1 月 5 日，复查血常规：WBC 2.65 × 10^9/L，NE% 47.85%，NE 1.27 × 10^9/L，RBC 2.47 × 10^{12}/L，HGB 81.6 g/L，PLT 81.4 × 10^9/L；肝功能：ALT 29.4 U/L，AST 52 U/L，TBIL 85.4 μmol/L，DBIL 68.5 μmol/L，ALB 30.1 g/L；PTA 34%，INR 2.18；AFP 23.3 ng/mL，患者及家属要求带药出院。

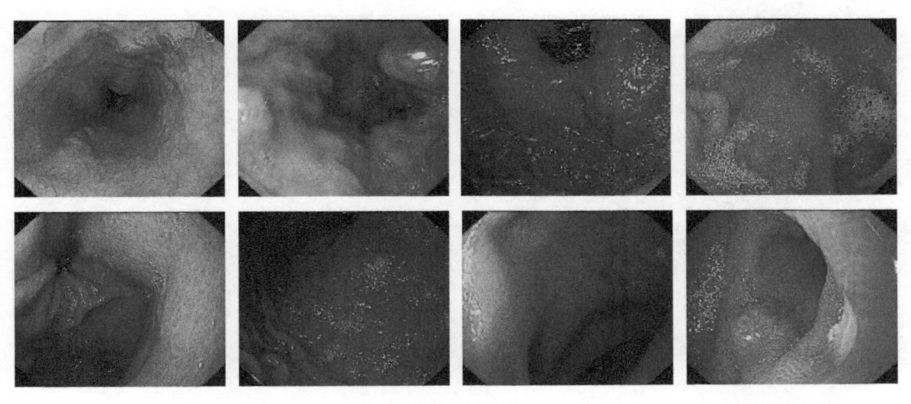

图 4-1　2016 年 9 月 29 日胃镜提示食管静脉曲张中度，十二指肠球部溃疡

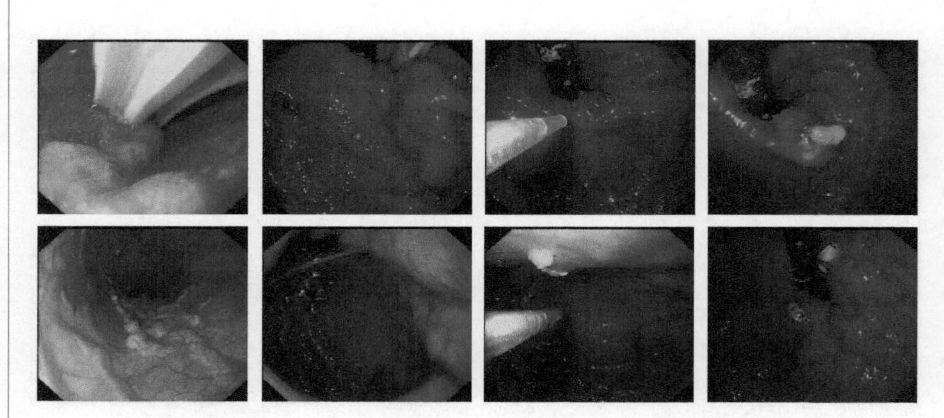

图 4-2 2016 年 12 月 8 日胃镜提示食管胃底静脉曲张破裂出血

【随访】

出院后患者坚持口服恩替卡韦抗乙型肝炎病毒治疗，同时服用呋塞米和螺内酯控制腹水，定期门诊随诊，患者一般情况仍在缓慢改善，先后 3 次住院行胃镜序贯治疗，至 2017 年 12 月 18 日，患者复查转氨酶、胆红素和白蛋白基本接近正常；PTA 66%，INR 1.31；HBV DNA 低于检测下限；腹部超声提示肝硬化，脾大，少量腹水；胃镜提示食管胃底静脉曲张已基本消失（图 4-3），已经重返工作岗位。

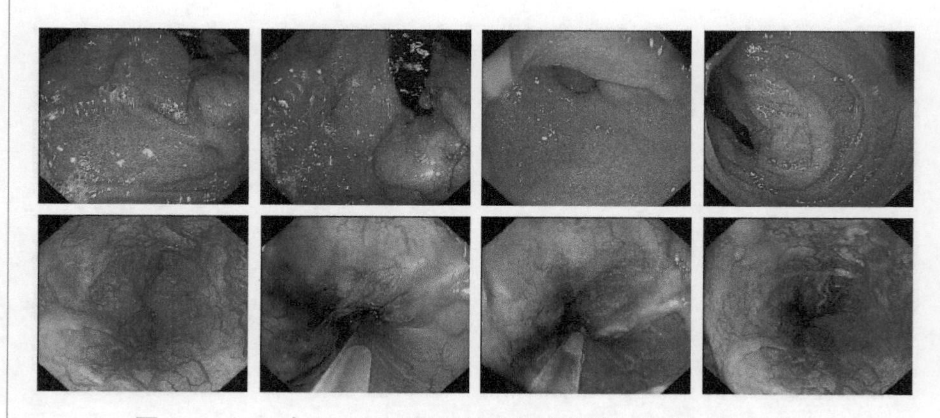

图 4-3 2017 年 12 月 18 日胃镜食管胃底静脉曲张已基本消失

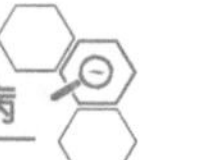

病例分析

慢加急性肝衰竭（acute-on-chronic liver failure，ACLF）是指在慢性肝病 / 肝硬化（先前诊断 / 未确诊）基础上的急性肝损伤，以黄疸（血清胆红素 ≥ 85 μmol/L）和凝血障碍 [国际标准化比值（international normalized ratio，INR）≥ 1.5 或 PTA ＜ 40%] 为主要表现，4 周内并发腹水和 / 或肝性脑病，且 28 天有较高病死率。在我国，乙型肝炎病毒相关慢加急性肝衰竭（hepatitis B virus related acute-on-chronic liver failure，HBV-ACLF）是最常见的肝衰竭类型，占 ACLF 病因的 90% 以上，是肝病的主要危重症。在乙型肝炎人群中，由各种原因（HBV 自发激活、病毒变异及耐药、停药或不规则服药等）引起的 HBV 激活是 ACLF 发生的主要诱因。本例患者发病前并没有其他明确的诱因，也没有抗乙型肝炎病毒治疗，推测其发病为 HBV 自发激活，导致在慢性肝病的基础上发生急性暴发性肝损伤。关于 HBV 自发激活导致的 ACLF 应用抗病毒药物已经成为一种共识，故患者入院后即给予一线抗乙型肝炎病毒药物恩替卡韦抗病毒治疗，HBV DNA 已低于检测下限。

HBV-ACLF 起病急，临床表现复杂，常合并腹水、胸腔积液、感染、急性肾损伤、上消化道出血、肝性脑病等并发症，这些并发症也成为影响 HBV-ACLF 患者转归的重要因素。诊断肝衰竭并发消化道出血，其关键是区别胃肠道黏膜弥漫性出血、曲张静脉出血还是消化道其他病变引起的出血。由于肝衰竭患者一般情况差，病情较重，并发症众多，预后差，多数医生对这类患者行内镜检查应持慎重态度，内镜检查在此类患者的应用受到一定的限制。本例患者

入院时腹部影像学无肝硬化表现，且第一次发生消化道出血主要表现为黑便，临床高度怀疑消化道溃疡出血，胃镜检查也证实为十二指肠球部溃疡出血，因肝功能衰竭未进一步抗幽门螺旋杆菌治疗，仅予质子泵抑制剂抑制胃酸分泌、止血等治疗后消化道出血停止。与此同时，患者胃镜提示其已出现中度食管静脉曲张，这是肝硬化门脉高压侧支循环形成的表现之一。此后，患者还出现了大量腹水，这是肝硬化门脉高压的另一表现。经积极利尿治疗后，患者腹水曾一度消退，病情趋于平稳，但间隔 1 个多月后患者再次发生消化道出血，主要表现为呕血，高度怀疑患者为食管胃底静脉破裂出血。肝衰竭患者行胃镜检查和胃镜下止血治疗风险高，难度大，且不一定能降低肝衰竭患者因消化道出血引起的死亡事件。本例患者在内科常规止血治疗措施均无效的情况下，医生反复评估此时内镜止血治疗的风险与获益，在内镜医生的密切配合下，行内镜下硬化剂注射和组织黏合剂止血治疗，术后患者消化道出血得到有效控制，后续经过胃镜序贯治疗，患者食管胃底曲张静脉基本消失。

本例患者发病初期腹部增强 CT 即提示肝实质密度弥漫性减低，发病 3 月余腹部超声即提示患者出现了肝硬化的征象，均提示患者肝脏坏死程度严重，肝细胞再生修复能力差。患者病程中出现的两次消化道出血不但威胁了患者生命，还导致患者胆红素一度不退反而上升，PTA 持续不升高，INR 持续大于 1.5，患者病情曾一度向慢性肝衰竭发展。随着抗乙型肝炎病毒药物的起效和患者自身肝细胞的再生，加之利尿、降低门静脉压力及胃镜序贯治疗等对症支持治疗，患者腹水、食管胃底曲张等并发症得到有效控制，患者肝功能才由失代偿期缓慢转变为代偿期。

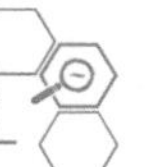

李明慧教授病例点评

HBV-ACLF 是我国 ACLF 最主要的类型，病情进展快，常合并多器官衰竭，预后差，短期病死率高。本例患者的治疗难点在于其胆红素居高不下、凝血功能不改善的情况下先后发生了两次消化道出血。这两次消化道出血均使肝脏血供减少，加速肝衰竭，从而导致患者病情迁延不愈。虽然行胃镜检查风险很高，但是经过与患者、患者家属及胃镜室的充分沟通后，均积极完善了胃镜检查。第一次消化道出血经胃镜检查证实为十二指肠球部溃疡出血，积极抑制胃酸分泌、止血、输血等治疗后，消化道出血得以控制。与此同时，发现患者已经合并食管静脉中度曲张，虽然对患者进行了饮食宣教，但因凝血功能得不到改善，加之出现以大量腹水为主要表现的门静脉高压征象，还是发生了第二次消化道出血。第二次消化道出血更加凶猛，内科常规止血治疗及放置五腔三囊管治疗效果均不佳，威胁患者生命，经胃镜证实为食管胃底静脉曲张破裂出血，给予内镜下硬化剂注射和组织黏合剂止血治疗，此后患者未再发生消化道出血，且经过胃镜序贯治疗后，食管胃底曲张静脉已基本消失。本例病例提醒临床医生，在抢救 ACLF 患者时，需积极处理各种可能影响预后的因素，把好治疗关，对于合并消化道出血的 ACLF 患者，如有条件还需积极完善胃镜检查，明确消化道出血的原因并积极针对病因治疗。

【参考文献】

1. SARIN S K，CHOUDHURY A，SHARMA M K，et al. Acute-on-chronic liver failure：consensus recommendations of the Asian Pacific association for the Study of

the Liver（APASL）：an update. Hepatol Int，2019，13（4）：353-390.

2. QIN G，SHAO J G，ZHU Y C，et al. Population-representative incidence of acute-on-chronic liver failure：a prospective cross-sectional study. J Clin Gastroenterol，2016，50（8）：670-675.
3. WU T，LI J，SHAO L，et al. Development of diagnostic criteria and a prognostic score for hepatitis B virus-related acute-on-chronic liver failure. Gut，2018，67（12）：2181-2191.
4. ZHAO H，ZHAO R，HU J，et al. Upper gastrointestinal hemorrhage in acute-on-chronic liver failure：prevalence，characteristics，and impact on prognosis. Expert Rev Gastroenterol Hepatol，2019，13（3）：263-269.
5. 孙文静，陈东风. 肝衰竭并发消化道出血的诊断与治疗策略 . 实用肝脏病杂志，2014，17（2）：202-205.

（路遥　常敏　整理）

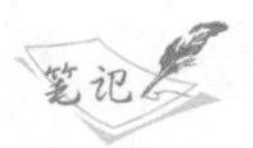

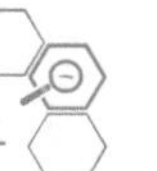

病例 5　乙型肝炎肝硬化合并食管胃底静脉曲张破裂出血

病历摘要

【基本信息】

患者，男性，40 岁，主因“发现 HBsAg（+）20 年，呕血 15 小时”入院。

现病史：患者 20 年前体检发现 HBsAg 阳性，乙肝五项示小三阳，肝功能正常，未进一步诊治。约 1 年前患者无明显诱因排柏油便 1 次，量不详，无呕血、心慌、出汗等其他不适，未重视，次日再排柏油便 1 次，就诊于当地医院门诊，查肝功能正常；乙肝五项：HBsAg、HBeAb、HBcAb 阳性；AFP 5.5 ng/mL；HBV DNA 7.813×10^5 copies/mL；腹部超声：肝脏弥漫性病变，脾大，门脉正常高限，胃镜示：食管静脉曲张中度；予恩替卡韦抗病毒，后患者大便自行转黄。2 个月后复查 HBV DNA ＜ 1000 copies/mL。继续恩替卡韦抗病毒治疗。本次约 15 小时前患者无明显诱因出现恶心，呕吐深红色液体 200 mL；伴心慌、出汗、头晕、四肢湿冷，就诊于当地医院，予止血、补液等治疗后急呼 120 来我院，来院途中呕吐鲜红色液体 2 次，总量约 500 mL，至我院急诊查 PTA 58.00%；乙肝五项：HBsAg ＞ 250.00 IU/mL，AntiHBs 10.36 mIU/mL，AntiHBe 0.02 S/CO，AntiHBc 9.09 S/CO；血常规：WBC 9.11×10^9/L，NE% 87.24%，RBC 2.65×10^{12}/L，HGB 76.20 g/L，PLT 58.00×10^9/L。

急诊肝功能：AST 13.5 U/L，TP 41.8 g/L，ALB 24.9 g/L，GLO 16.9 g/L，CHE 3306 U/L。肾功能：UREA 8.03 mmol/L，CREA 107.8 μmol/L。予特利加压素、生长抑素止血，扩容补液等治疗后，患者排暗红色血便两次，量约 500 mL。为进一步诊治以上消化道出血收住病房。

病程中患者无反复鼻出血、牙龈出血等不适，目前患者精神弱，出血后至入院排尿 400 mL，尿色偏黄，近期体重无明显变化。

既往史：否认高血压、冠心病、糖尿病病史，否认其他传染病病史，否认食物、药物过敏史，否认手术外伤史。

【体格检查】

体温 36.7 ℃，脉搏 86 次/分，呼吸 18 次/分，血压 120/70 mmHg。神志清楚，贫血面容，查体合作，全身皮肤黏膜及巩膜无黄染，肝掌及蜘蛛痣阳性，全身浅表淋巴结未触及异常肿大。睑结膜及口唇苍白，心肺（–），腹部平坦，脐周压痛阳性，无反跳痛，腹部未触及包块，肝、脾、胆囊未触及，Murphy 征阴性，麦氏点无压痛，双侧输尿管无压痛，肝区叩痛阴性。移动性浊音可疑。四肢、关节未见异常，活动无受限，双下肢无水肿，四肢肌力、肌张力正常。

【辅助检查】

血常规：WBC 13.82×10^9/L，NE% 65.70%，RBC 2.00×10^{12}/L，HGB 57.0 g/L，PLT 83.0×10^9/L。肝功能：ALT 87.3 U/L，AST 65.0 U/L，DBIL 8.4 μmol/L，TP 37.1 g/L，ALB 23.9 g/L，GLO 13.2 g/L，GGT 6.8 U/L，ALP 30.5 U/L，CHE 2073 U/L。电解质 + 肾功能 + 血糖：K^+ 3.97 mmol/L，Na^+ 144.6 mmol/L，Cl^- 116.1 mmol/L，Ca^{2+} 1.56 mmol/L，UREA 10.54 mmol/L，CREA 129.8 μmol/L，GLU 7.50 mmol/L。PTA 57.0%。乙肝核心抗体 IgM 阴性。HBV DNA 7.00 × 10 IU/mL。

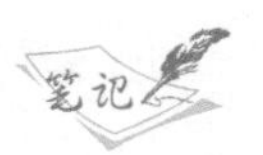

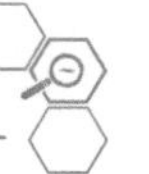

心电图：窦性心动过速。腹部超声：肝硬化，脾大，腹水，胆囊壁厚毛糙、双边，胆囊结石？右肾中高回声（错构瘤？），门脉高压。腹部CT平扫+增强+门脉CT三维重建：肝内多发低密度结节，性质待定，建议MR增强进一步检查。肝内一过性异常强化斑片影，异常灌注。肝硬化、门脉右支部分栓塞、脾大、食管下段胃底静脉曲张治疗后改变、腹水。胆囊结石。两侧少量胸腔积液，临近肺组织局部膨胀不全。MRI腹部增强（普美显）：肝顶部不典型血管瘤可能？肝顶部一过性强化灶，肝硬化、再生结节形成、脾大、食管胃底静脉曲张、门静脉右支部分栓塞、腹水。肝S6小囊肿。右肾异常信号，复杂囊肿？囊肿伴出血？胆囊结石。

【诊断】

食管胃底静脉曲张破裂出血，失血性贫血（重度），失血性休克，乙型肝炎肝硬化活动性失代偿期，脾功能亢进，低蛋白血症，门脉右支部分栓塞，腹水。

【诊疗经过】

入院后关于消化道出血继续予生长抑素降低门静脉压力，奥美拉唑抑酸保护胃黏膜，止血，输血、血浆、人血白蛋白，扩容补液，复方甘草酸苷抗炎保肝，还原型谷胱甘肽清除氧自由基，多烯磷脂酰胆碱稳定肝细胞膜，头孢米诺钠抗感染，维持电解质稳定、利尿等治疗，入院当天行急诊胃镜检查（图5-1）：食管静脉曲张重度贲门破裂出血，组织胶治疗，建议1周后复查；1周后复查胃镜：食管胃底静脉曲张治疗术后，食管胃底静脉曲张重度，食管排胶溃疡，再次予食管胃静脉曲张精准断流术，建议3个月后复查。关于乙型肝炎肝硬化方面继续恩替卡韦抗病毒治疗。此后患者病情稳定。临床好转出院。

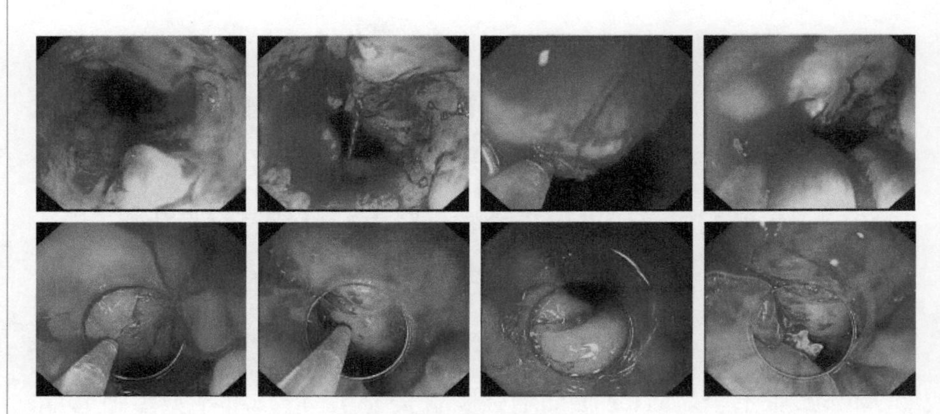

图 5-1 活动性食管静脉曲张破裂出血

【随访】

患者出院后坚持恩替卡韦抗病毒治疗，门诊多次随诊 HBV DNA 均在检测线下。肝功能指标正常，每年坚持复查胃镜，2 ～ 3 次，对于再次出现的重度静脉曲张进行再治疗。肝脏影像学检查稳定，未发现肝脏肿瘤相关问题。

病例分析

患者中年男性，隐匿起病，HBsAg 阳性 20 年，初次发病以消化道出血黑便发病，当时不伴有其余症状，除黑便以外无心慌、头晕、大汗等表现。这时候我们需要分辨消化道出血的成因。最重要的是区分胃、十二指肠溃疡出血与肝炎肝硬化导致的胃底静脉曲张破裂出血。及时进行胃镜检查是非常必要的。首先，如果是消化道溃疡所致消化道出血，患者既往一般会常有反复发生的胃部不适症状，例如：反酸、呃逆，进餐后腹痛或者空腹时的腹痛，有的患者会有夜间腹痛的表现。而该患者无明显诱因就发生了黑便，这与消化道溃疡导致出血的常见临床表现不相符。患者既往有明确 HBsAg 阳性

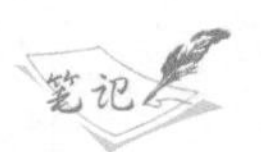

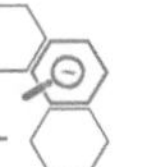

20年病史，未进行定期随访检查及相关的治疗，肝病很大可能持续隐匿进展，逐渐发展至肝硬化阶段，导致合并门静脉高压、食管胃底静脉曲张的可能性，通过进行胃镜检查，显见患者的重度静脉曲张正在喷血，证实此判断。食管胃底静脉曲张出血单纯静脉予止血药物的治疗一般很难控制，极易导致失血性休克的发生。

中华医学会外科学分会脾及门静脉高压外科学组发布的《肝硬化门静脉高压症食管、胃底静脉曲张破裂出血诊治专家共识（2019年版）》指出：对于已经存在的急性食管胃静脉曲张破裂出血，在复苏和药物治疗的同时，例如生长抑素及其类似物、特利加压素均推荐作为一线治疗方法，三腔二囊管压迫止血也是可以选择的方案，但是这样的治疗在拔管的时候患者再出血的发生概率高，建议与药物、内镜治疗联合使用。针对该患者我们在复苏治疗后直接选择了内镜的止血治疗，内镜治疗包括食管静脉曲张套扎治疗、食管静脉曲张硬化剂注射和组织黏合剂等，这些方法均为目前的一线疗法，疗效可靠。与生长抑素等药物的联合使用效果更佳，并发症少。该患者在入院后及时进行了一线治疗，纠正失血性休克，为及时进行胃镜的治疗奠定了基础。多种治疗方案的同时进行，为挽救患者生命争取了时间。

李明慧教授病例点评

该病例是典型的乙型肝炎病毒感染，初期未能及时发现病情，最终发展至失代偿期肝硬化的病例。该病例以消化道出血为首发症状，针对消化道出血，预防反复出血是非常重要的。本病例虽然在初次治疗的时候及时抢救了失血性休克的患者，及时进行了胃镜的

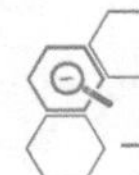

序贯治疗，但是，从患者的随访上看，患者近几年依然间断有黑便的发生，这提示虽然该患者乙肝抗病毒治疗很成功，但是其肝硬化依然进展到不可逆的阶段。对于反复做过内镜下食管胃底静脉曲张硬化治疗的患者而言，更进一步的治疗，包括经颈静脉肝内门腔静脉分流术（transjugular intrahepatic portosystemic shunt，TIPS），甚至外科手术都是需要考虑的，进一步的治疗可能会为患者带来更长的生存期，但是无论采取任何治疗手段及方式，都需要认真评估治疗所带来获益及风险，权衡利弊，并且应参考患者的选择。

【参考文献】

1. 中华医学会外科学分会脾及门静脉高压外科学组. 肝硬化门静脉高压症食管、胃底静脉曲张破裂出血诊治专家共识（2019 年版）. 中华外科杂志，2019，57（12）：885-892.
2. 中国门静脉高压诊断与监测研究组（CHESS），中华医学会消化病学分会微创介入协作组，中国医师协会介入医师分会急诊介入专业委员会，等. 中国肝静脉压力梯度临床应用专家共识（2018 版）. 临床肝胆病杂志，2018，34（12）：2526-2536.

（路遥　胡蕾苹　整理）

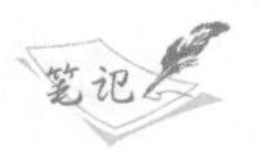

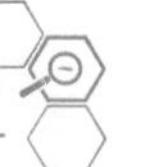

病例 6　乙型肝炎病毒感染导致肝衰竭合并肺曲霉菌感染

病历摘要

【基本信息】

患者，男性，39 岁，主因“HBsAg（+）14 年，伴乏力、纳差、尿黄 2 个月，加重 1 个月”入院。

现病史：患者于 14 年前发现 HBsAg（+）、HBeAg（+），肝功能正常，自觉无不适症状，予干扰素治疗 2 个月，后拉米夫定治疗 1 年，复查肝功能正常，未查 HBV DNA，自行停止乙肝抗病毒治疗。患者本次为 2 个月前无明显诱因出现乏力，无发热及畏寒，无咳嗽及咳痰，自觉食欲下降，不喜油腻饮食，进食量不足正常时一半，感恶心，未呕吐，无明显反酸及呃逆，不伴腹痛及腹泻，自觉尿色加深如浓茶色，无尿频、尿急及尿痛，就诊于当地县医院查肝功能：ALT 100 U/L，TBIL 168 μmol/L，HBV DNA 3×10^7 copies/mL，其余指标不详，诊断为“病毒性肝炎乙型慢性重型、腹腔感染”予氨曲南抗感染、恩替卡韦抗病毒治疗及保肝治疗（具体用药不详），此后间断复查，患者总胆红素持续上升，最高升至 TBIL 445 μmol/L，DBIL 152 μmol/L，并出现意识障碍，当地医院考虑患者病情为慢加急性肝衰竭，合并腹水腹腔感染，肝性脑病，予人工肝 3 次，头孢曲松抗感染，思美泰、还原性谷胱甘肽、复方甘草酸苷、前列地尔治疗，经过上述治疗患者肝性脑病纠正，复查肝功能：

ALT 21 U/L，AST 28 U/L，TBIL 312 μmol/L，DBIL 177 μmol/L；PTA 18%；HBsAg（+）2419.5 ng/mL，HBeAg（+）1.51 S/CO，HBV DNA ＜ 500 IU/mL；再次予人工肝治疗 4 次，同时因肺部感染及腹腔感染，抗生素升级为美罗培南联合替考拉宁，共用药 2 周，患者症状改善不明显，再次复查痰培养：白色念珠菌；肺部 CT 双下肺炎症；肝功能：ALT 20 U/L，AST 38 U/L，TBIL 465 μmol/L，DBIL 239 μmol/L；PTA 17%；因病情改善不明显，患者求诊我院。

既往史：1995 年胃溃疡出血胃镜检查，予输血治疗。否认经常外出就餐，否认传染病患者密切接触史。否认高血压、冠心病、糖尿病病史，否认其他传染病史，否认食物、药物过敏史，否认手术外伤史。否认吸烟 / 饮酒史。

个人史：无地方病疫区居住史，无传染病疫区生活史，无冶游史，否认吸烟史，否认饮酒史。

【入院查体】

体温：37.5 ℃，脉搏：88 次 / 分，呼吸：19 次 / 分，血压：100/70 mmHg。发育正常，表情自如，神志清楚，精神疲惫，步入病房，步态正常，自主体位，查体合作。全身皮肤黏膜颜色晦暗，重度黄染。睑结膜无苍白，巩膜重度黄染，右下肺呼吸运动稍减弱，右下肺呼吸音低，腹软，胀气明显，下腹部压痛及反跳痛阳性，Murphy 征阴性，移动性浊音阳性。

【辅助检查】

血常规：WBC 12.63×10^9/L，NE% 67.4%，NE 30.77×10^9/L，HGB 79 g/L，PLT 112×10^9/L。凝血功能：PT 45.2 s，PTA 17%，INR 4.13。肝功能：ALT 19.1 U/L，AST 28.4 U/L，TBIL 319.4 μmol/L，DBIL 163.7 μmol/L，ALB 35.5 g/L，GGT 17.5 U/L，CHE 5763 U/L，

TBA 246.6 μmol/L。电解质 + 肾功能 + 血糖：K^+ 4.26 mmol/L，Na^+ 133.4 mmol/L，Cl^- 98.2 mmol/L，Ca^{2+} 2.2 mmol/L，UREA 83 mmol/L，CREA 46 μmol/L，GLU 8.34 mmol/L。肿瘤系列：AFP 20 ng/mL，CA-199 17.8 U/mL，CEA 2.9 ng/mL。β-D-葡聚糖试验：231.9 pg/mL。PCT：0.34 ng/mL。乙肝五项：HBsAg 117.9 IU/mL，HBsAb 0.23 mIU/mL，HBeAg 0.34 S/CO，HBeAb 0.01 S/CO，HBcAb 10.14 S/CO。HBV DNA 3.06×10^2 IU/mL。甲、丁、戊肝抗体、丙肝抗体检测均阴性。痰培养：烟曲霉。血培养：无细菌及真菌生长。腹部增强 CT：肝内多发小囊肿；腹水；肝门区及后腹膜处多个肿大淋巴结。胸部平扫 CT（图 6-1）：右下肺团块影，大小约 3.2 cm × 2.1 cm，考虑球形肺炎，右侧胸腔积液，交界面节段性肺不张。

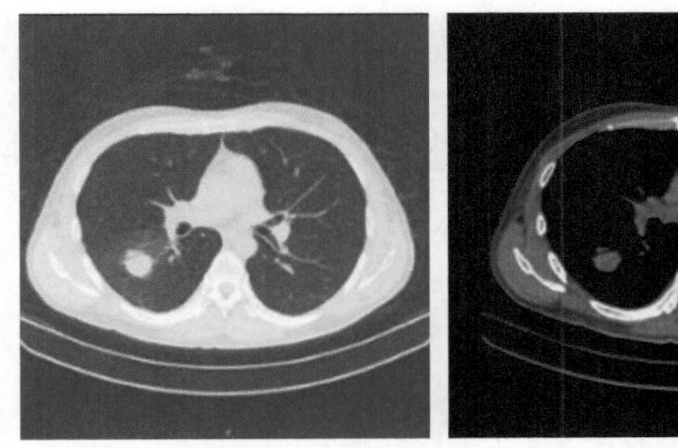
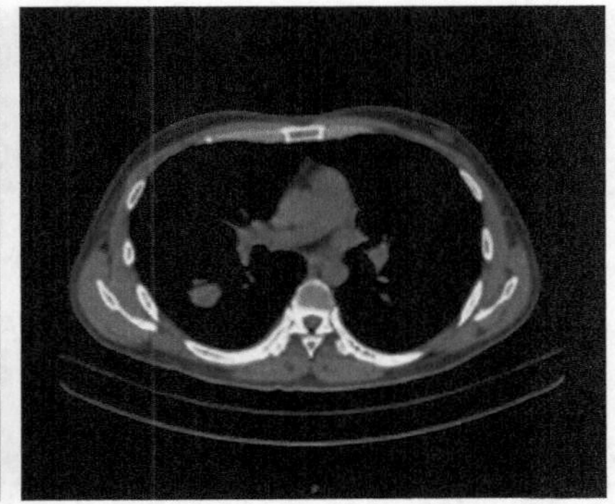

图 6-1　患者入院时胸部 CT 情况

【诊断】

慢加急性肝衰竭，慢性乙型病毒性肝炎，肺曲霉菌感染，腹水，腹腔感染。

【诊疗经过】

入院后肝病方面予替诺福韦联合恩替卡韦抗病毒治疗，复方甘草酸苷减轻肝脏炎症反应，并予血浆抢救肝衰竭，头孢米诺控

制腹腔感染、并注意患者出入量，促进腹水的吸收。关于肺部感染，根据患者痰培养结果为肺部烟曲霉感染，予伏立康唑抗感染治疗。用药后患者出现皮疹，考虑药疹，换用卡泊芬净治疗肺部曲霉菌感染，历时长达5个月的治疗，患者肝功能方面逐渐好转，黄疸消退，腹水吸收，肺部方面霉菌感染灶逐渐吸收、消失。至出院前复查凝血指标：PTA 48.0%，INR 1.66，TT 22.6 s，APTT 44.7 s，Fb 111.0 mg/dL。肝功能：TBIL 73.4 μmol/L，DBIL 52.5 μmol/L，ALB 33.7 g/L，A/G 1.0，ALP 169.2 U/L，CHE 3743 U/L，TBA 241.6 μmol/L，HBV DNA ＜ 20 IU/mL。胸部增强CT（图6-2）：①右下肺慢性炎性病变，较入院基本吸收。②右肺上叶前段、左肺下叶微结节，考虑为炎性肉芽肿可能性大，变化不大。

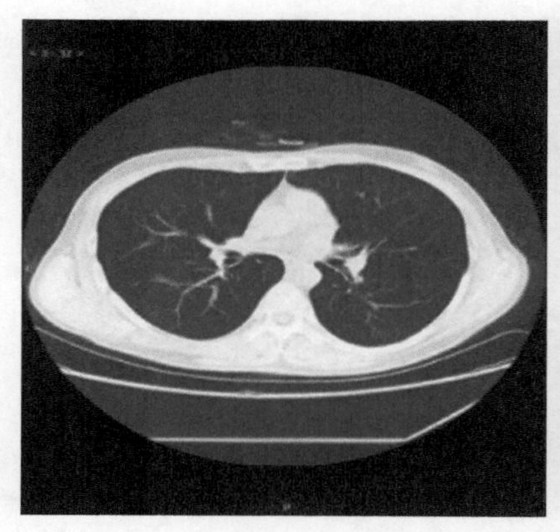
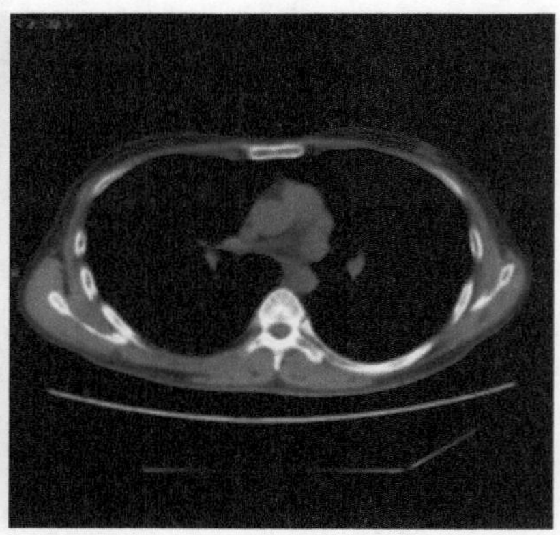

图6-2 患者经过近5个月抗真菌治疗后胸部CT恢复后表现

【随访】

患者一般情况良好，无不适，已恢复正常工作。2022年复查肝功能：ALT 24.5 U/L，AST 22.4 U/L，TBIL 24.6 μmol/L，DBIL 16.7 μmol/L，ALB 41.5 g/L，胸部CT：双肺微结节，较前变化不明显。HBV DNA：未检测到。

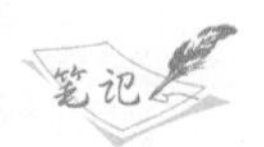

病例分析

患者中年男性，隐匿起病，长期乙型肝炎病毒感染，病程之初虽然曾经进行了乙肝的抗病毒治疗，但是治疗非常不规律，且停药的时候病毒学水平是未知的，不一定是一个合适的停药时机，这为后期的疾病进展埋下了隐患。

随着患者年龄的增长，机体的免疫状态会发生明显的变化，以及多种因素都有可能导致乙型肝炎的发病。而且当患者处在乙肝的发病期的时候，任何感染性的因素都有可能会加重肝细胞的损伤，这之中最重要的因素是细菌感染的发生。特别是当肝细胞处在急性坏死期的时候，门脉高压的形成等因素会导致患者腹水的发生，这为腹膜炎营造了良好的环境，该例患者因为腹膜炎的发生进一步加重了肝脏的损伤，逐渐表现为慢加急性肝衰竭的表现，肝功能中 TBIL 的持续上升，PTA 下降＜ 40%，是肝衰竭的典型表现。因为细菌感染的持续存在会导致临床医生长时间使用抗生素，这个时候部分患者容易继发呼吸道、消化道的真菌感染。

一旦肝衰竭的患者继发深部真菌感染，治疗上比较棘手且非常困难，既要考虑到抗真菌药物对肝脏的影响也要考虑到抗真菌的治疗效果。所幸本病例在诊疗过程中的痰培养结果给临床医生选择用药提供了重要的参考依据。痰培养为烟曲霉感染，众所周知烟曲霉是肺部曲霉菌感染最常见的致病菌。对于曲霉菌感染，伏立康唑、伊曲康唑、卡泊芬净、含脂质两性霉素 B 都是有效的药物治疗，综合考虑患者的肝功能状态和经济状况治疗初期选择了伏立康唑，但是患者出现了过敏的表现，最终选择卡泊芬净的治疗。通过对患者

肝功能的监测及胸部影像学的监测，患者的病情在肝衰竭方面及肺部真菌感染方面均得到了有效的控制。

李明慧教授病例点评

该病例是一个典型的慢加急性肝衰竭的病例，诊断上根据患者乙肝病毒感染的情况、肝功能中 TBIL 的指标及 PTA 的下降完全符合慢加急肝衰竭的表现。针对这样的患者，初期抗病毒的治疗选择强效、快速起效的抗病毒药物是重要的。同时在治疗过程中要及时控制像腹膜炎这样的常见并发症，在控制细菌感染的同时要随时监测患者真菌感染的指标。一旦合并真菌感染，应参考培养结果及时应用抗真菌药物，并需密切监测药物的不良反应及对肝脏造成的影响。

【参考文献】

1. SARIN S K，CHOUDHURY A，SHARMA M K，et al. Acute-on-chronic liver failure：consensus recommendations of the Asian Pacific Association for the Study of the Liver（APASL）：an update. HepatolInt，2019，13（4）：353-390.
2. 中华医学会感染病学分会，中华医学会肝病学分会 . 慢性乙型肝炎防治指南（2019 年版）. 临床肝胆病杂志，2019，35（12）：2648-2669.
3. 中华医学会呼吸病学分会感染学组 . 肺真菌病诊断和治疗专家共识 . 中华结核和呼吸杂志，2007，30（11）：831-834.

（吴云忠　申戈　整理）

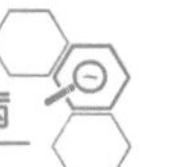

病例 7　乙型肝炎病毒感染合并原发性肝癌

病历摘要

【基本信息】

患者，男性，73 岁，主因“发现 HBsAg（+）20 年，肝内占位 1 周”入院。

现病史：患者 20 年前体检发现乙肝表面抗原阳性，肝功能、HBV DNA 不详，患者无不适，未治疗。此后间断复查，自述肝功能基本正常，未抗病毒治疗。至 2018 年 8 月患者再次复查，血常规：WBC 5.13 × 10^9/L，4.47 × 10^{12}/L，HGB 149 g/L，PLT 160 × 10^9/L。乙肝五项小三阳，肝功能：ALT 30 U/L，AST 25 U/L，TBIL 12.09 μmol/L，DBIL 3.39 μmol/L，ALB 43.32 g/L。AFP 114.2 ng/mL，未引起患者重视。2019 年 4 月患者出现消瘦，体重 3 个月降低 4 kg。再次复查 AFP ＞ 1210 ng/mL。肝功能：ALT 29.3 U/L，AST 23.9 U/L，TBIL 21.3 μmol/L，DBIL 3.1 μmol/L，ALB 37 g/L，GGT 35 U/L，ALP113 U/L。腹部 B 超：肝内等回声，建议进一步检查。腹部增强 CT：肝右叶下段及尾状叶多发占位，考虑恶性可能，副脾，双肾囊肿。患者为进一步诊治就诊于我院，门诊以“原发性肝癌、慢性乙型肝炎”收入我科。

既往史：2012 年因摔伤致 12 胸椎压缩性骨折；2013 年发现血糖升高，现口服拜糖平降糖治疗；2015 年行直肠息肉内镜下切除

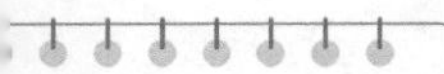
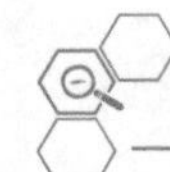

术。否认高血压、冠心病，否认其他传染病史，否认食物、药物过敏史。

个人史：无地方病疫区居住史，无传染病疫区生活史，无冶游史，否认吸烟史，否认饮酒史。

家族史：父亲死于糖尿病肾衰竭，母亲死于肝癌，否认遗传病病史、传染病病史、肿瘤史、冠心病、高血压病史。

【入院查体】

体温：体温 36.6 ℃，脉搏 78 次 / 分，呼吸 18 次 / 分，血压 125/74 mmHg。神志清楚，正常面容，查体合作，全身皮肤黏膜颜色正常，无黄染，皮肤温度正常，皮肤弹性正常，肝掌阴性，蜘蛛痣阴性，双侧巩膜无黄染，双肺呼吸音清，未闻及干湿啰音及胸膜摩擦音。心界不大，心率 78 次 / 分，心律齐，各瓣膜听诊区未闻及病理性杂音，腹部平坦，全腹无压痛及反跳痛，腹部未触及包块，肝、脾、胆囊未触及，Murphy 征阴性，麦氏点无压痛，双侧输尿管无压痛，肝区叩痛阴性。移动性浊音阴性。四肢、关节未见异常，活动无受限，双下肢无水肿，四肢肌力、肌张力正常。

【辅助检查】

血常规：WBC 4.78×10^9/L，NE% 67.4%，HGB 145 g/L，PLT 162×10^9/L；凝血功能：PT 11.3 s，PTA 103%，INR 0.98；肝功能：ALT 25.0 U/L，AST 28.4 U/L，TBIL 8.8 μmol/L，DBIL 2.8 μmol/L，ALB 41.8 g/L，GGT 17.5 U/L，CHE 4597 U/L；电解质 + 肾功能 + 血糖大致正常；肿瘤系列：AFP ＞ 2000 ng/mL，CA-199 ＜ 2.0 U/mL，CEA 1.7 ng/mL；甲、丁、戊肝抗体、丙肝抗体检测均阴性；乙肝五项：HBsAg 0.02 IU/mL，HBsAb 1.95 mIU/mL，HBeAg 0.34 S/CO，HBeAb 0.01 S/CO，HBcAb 9.21 S/CO；HBV DNA：3.06×10^2 IU/mL。

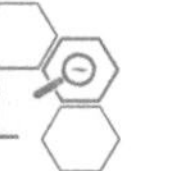

【诊断】

肝脏恶性肿瘤，慢性乙型肝炎，2 型糖尿病。

【诊疗经过】

入院后肝病方面予恩替卡韦抗病毒治疗，复方甘草酸苷减轻肝脏炎症反应，并请肿瘤介入科及外科会诊，以及尊重患者及家属意见，行经肝动脉化疗栓塞术。手术过程中见：患者肝左内叶动门脉瘘形成，肝尾叶肿瘤灶染色。术中予羟喜树碱、吡柔比星及罂粟乙碘油混悬液化疗栓塞，并予吸收性明胶海绵颗粒栓塞剂栓塞动门脉瘘。术后再次造影提示肿瘤染色及动门脉瘘消失。术后患者无发热、腹痛等不适。临床好转出院。

【随访】

患者一般情况良好，无不适，长期口服恩替卡韦抗病毒治疗，肝脏肿瘤方面没有长期服用特殊用药，坚持每 3 ～ 6 个月进行全面复查。2022 年 2 月最近一次复查血常规：WBC 4.31×10^9/L，NE% 67.4%，HGB 121 g/L，PLT 114×10^9/L；肝功能：ALT 24.5 U/L，AST 22.4 U/L，TBIL 24.6 μmol/L，DBIL 16.7 μmol/L，ALB 41.5 g/L，AFP 0.98 ng/mL；HBV DNA 未检测到；腹部增强 CT：肝癌介入术后改变，未见明显复发灶及新发灶。

病例分析

患者老年男性，隐匿起病，乙型肝炎病毒感染至少 20 年，有明确乙肝肝癌家族史，患者母亲因肝癌去世。慢性乙型肝炎病毒感染人群是肝脏恶性肿瘤特别是原发性肝癌的高危人群，我国在 2019 年发布的《慢性乙型肝炎防治指南》指出，HBsAg 阳性的人群同时

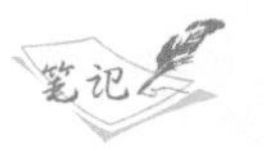

可以检测出 HBV DNA 时，即使 ALT 正常，只要符合这些条件中的一项，都是需要积极进行系统的长期的乙肝抗病毒治疗的人群：①肝脏组织病理学检查 G ≥ 2 和 / 或 S ≥ 2；②年龄＞ 30 同时有乙型肝炎肝硬化或乙肝肝癌家族史；③家族史没有上述病史，年龄＞ 30 岁，肝纤维化无创诊断技术或肝组织学检查提示肝脏炎症或肝纤维化；④ HBV 相关肝外表现；⑤代偿期肝硬化。该患者恰恰是在应该进行抗病毒治疗的时候没有进行应有的治疗，而且，从对乙型肝炎病毒感染的监测看，患者疏忽于日常的规律复查，都是最终导致肝癌发生的重要因素。

目前肝癌治疗领域是多学科协作（multidisciplinary team，MDT）的诊疗方向，该患者入院后，我们针对患者肝功能、影像学表现等综合评估，经我院肿瘤介入科、外科会诊，考虑到患者乙型肝炎病毒感染，术前腹部增强 CT 提示肝脏存在多发小结节表现，不能除外是微小播散灶。故此，不适宜选择外科手术的治疗方式。最终为患者选定肝癌的介入治疗。经肝动脉化疗栓塞术（transarterial chemoembolization，TACE）目前被公认为是肝癌非手术治疗的最常用方法之一，该患者经过经肝动脉化疗栓塞术后，AFP 水平呈直线下降表现，复查腹部 CT 原有病灶部分逐渐吸收，通过后期长期随访，肿瘤病灶消失。如果 TACE 的治疗没有达到这样的效果，经过 3 ～ 4 次 TACE 治疗后，肿瘤仍继续进展，应考虑换用或联合其他治疗方案。

针对本病例需要强调的几点是：HBsAg 阳性的人群，特别是有乙肝后肝癌家族史的人群，早期的乙肝抗病毒治疗是非常必要的。伴随着科学技术的发展，对于肝癌的监测也不仅局限于 AFP、腹部超声这样的普通检查。近年来，肝癌早筛项目在临床的应用也是飞

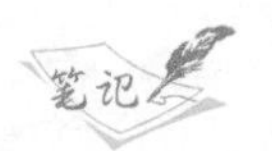

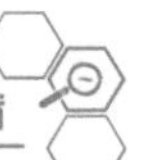

速发展的。例如“液体活检”，包括循环游离微 RNA、循环肿瘤细胞、循环肿瘤 DNA 等，在肿瘤早期诊断和疗效评价等方面都展现出重要价值。相比于血清 AFP 等临床常用标志物可能具有更高的灵敏度和特异性。一旦发生肝癌后，综合评估患者的情况，多学科提供治疗意见，最终选择创伤小、获益高的治疗方案对患者的远期疗效非常重要。

谢尧教授病例点评

患者老年男性，隐匿起病，有明确直系亲属肝癌家族史，患者虽然知道乙肝病毒感染多年，但是始终未重视进行系统规律的抗病毒治疗，甚至在查体发现 AFP 已经升高的情况下依然未予重视。所幸介入治疗达到了非常理想的效果。

该病例让我们再次认识到乙肝早期抗病毒治疗的重要性。另外该患者也让我们看到关于肝癌的预防及治疗是重要的。目前我们对于肝癌的预防也是多手段的，除了我们常用的 AFP、腹部超声的检查外，如前所述，有报道称，循环肿瘤细胞的检测对经导管动脉化疗栓塞术治疗后肝癌复发和进展具有预测作用。也有报道称，通过对患者 ctDNA（是由肿瘤释放至外周血的特异性突变 DNA 片段，能够反映肿瘤的基因信息）的检测可以反映肝癌术后动态变化。早期监测到患者肿瘤方面的病情变化，为患者提供更有意义的治疗，能更好地改善肿瘤患者的远期预后及延长患者生存期。

【参考文献】

1. 中华医学会放射学分会介入学组协作组 . 原发性肝细胞癌经导管肝动脉化疗性栓

塞治疗技术操作规范专家共识．中华放射学杂志，2011，45（10）：908-912.

2. 中华医学会感染病学分会，中华医学会肝病学分会．慢性乙型肝炎防治指南（2019 年版）．临床肝胆病杂志，2019，35（12）：2648-2669.
3. GUO W，SUN Y F，SHEN M N，et al. Circulating tumor cells with stem-like phenotypes for diagnosis，prognosis，and therapeutic response evaluation in hepatocellular carcinoma. Clin Cancer Res，2018，24（9）：2203-2213.
4. QU C，WANG Y，WANG P，et al. Detection of early-stage hepatocellular carcinoma in asymptomatic HBsAg-seropositive individuals by liquid biopsy. Proc Natl Acad Sci USA，2019，116（13）：6308-6312.

（路遥　胡蕾苹　整理）

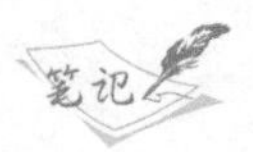

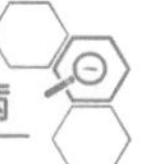

病例 8　恩替卡韦治疗慢性乙型病毒性肝炎导致横纹肌溶解

病历摘要

【基本信息】

患者，男性，60 岁，主因“发现 HBsAg 阳性伴间断乏力、尿黄 9 年，加重 3 天”门诊入院。

现病史：患者 9 年前无明显诱因出现乏力、尿黄，于当地医院诊断为“慢性乙型病毒性肝炎”，予保肝治疗并口服阿德福韦酯抗病毒治疗，未定期复查；2 年后患者自行停药。6 年前患者再次出现乏力、尿黄，于我院查肝功能：ALT 175.5 U/L，AST 127 U/L，TBIL 39 μmol/L，HBV DNA 1.05×10^7 copies/mL；HBsAg 4286 IU/mL，HBeAg（+）。给予重组人干扰素 α 2b 注射液（安福隆）300 万 IU qod 抗病毒治疗，2 个月后复查 HBV DNA $<5.0\times10^2$ copies/mL，HBsAg 540 IU/mL，HBeAg（+）。5 年前复查 HBV DNA 7.67×10^6 IU/mL，调整抗病毒方案为重组人干扰素 α 2b 注射液（安福隆）300 万 IU qod 皮下注射联合恩替卡韦分散片 0.5 mg qn 口服抗病毒，2 个月后患者自行停用干扰素，单用恩替卡韦抗病毒治疗，此后定期复查 HBV DNA 始终低于检测下限，肝功能正常。1 年前患者自行停用恩替卡韦分散片，未再复查。3 天前患者再次出现纳差、恶心、乏力、尿黄，门诊收入院。

既往史：高血压病史 3 年，服用氯沙坦钾氢氯噻嗪 50 mg qd，

氨氯地平 50 mg qd 降压治疗，血压控制可。1 年前行“冠脉支架置入术”，目前口服“氢氯吡格雷 75 mg qd，匹伐他汀钙 4 mg qn，单硝酸异山梨酯缓释胶囊 50 mg qn，美托洛尔 25 mg bid，泮托拉唑 40 mg qd，拜阿司匹林 100 mg qd”二级预防。

个人史：饮酒史 30 年，9 年前戒酒；吸烟史 30 年，20 支 / 日。

【体格检查】

体温 36.6 ℃，脉搏 80 次 / 分，呼吸 20 次 / 分，血压 110/70 mmHg。神志清楚，慢性病容，查体合作，皮肤巩膜轻度黄染，肝掌阴性，蜘蛛痣阴性，双肺叩诊呈清音，双肺呼吸音清，未闻及干湿啰音及胸膜摩擦音。心界不大，心率 80 次 / 分，心律齐，各瓣膜听诊区未闻及病理性杂音，腹部平坦，全腹无压痛及反跳痛，腹部未触及包块，肝、脾、胆囊未触及，Murphy 征阴性，肝区叩痛阴性。移动性浊音阴性。双下肢轻度水肿，右侧肢体肌力Ⅴ级、左侧肢体肌力Ⅳ级。

【辅助检查】

入院时辅助检查结果：血常规：WBC 4.35×10^9/L，NE% 58%，PLT 156.00×10^9/L，HGB 165.00 g/L；生化 Na^+ 142.1 mmol/L，K^+ 4.21 mmol/L，Ca^{2+} 2.33 mmo1/L，CREA 71 μmol/L，ALT 571.4 U/L，AST 272.8 U/L，TBIL 40.2 μmol/L，DBIL 25.3 μmol/L，ALB 46.6 g/L，GGT 185.6 U/L，TBA 51.2 μmol/L，CK 79.3 U/L，CK-MB 28.00 U/L，HBDH 216.00 U/L，TCHO 2.05 mmol/L，TG 0.45 mmol/L；凝血功能：PT 13.40 s，PTA 79%，APTT 32.3 s，INR 1.24；HBV DNA 1.58×10^8 IU/mL，HBsAg 17 737.83 IU/mL，HBeAg（+）；HBV DNA 测序未提示耐药。甲、丙、丁、戊肝病毒均阴性；腹部超声提示肝弥漫性病变，肝囊肿，胆囊壁毛糙，门脉血流未见异常。

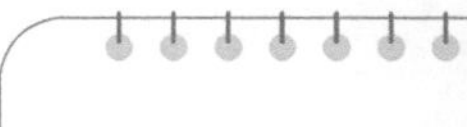

入院后加用恩替卡韦 0.5 mg qn 抗病毒治疗，因患者肝功能入院后短期内逐渐恶化，TBIL 最高升至 207 μmol/L，PTA 降至 53%，有重型肝炎表现，故恩替卡韦改为 1 mg qn。2 周后患者出现肌无力、肌肉疼痛、麻木、茶色尿，检测肌酸激酶及肌红蛋白显著升高（MYO ＞ 1200 ng/mL），尿常规：pH 7.00，BLD 300 cell/μL，RBC 36.75 p/HPF。治疗过程中肝功能、CK、MYO 等化验检查结果动态变化见图 8-1 ～图 8-3。

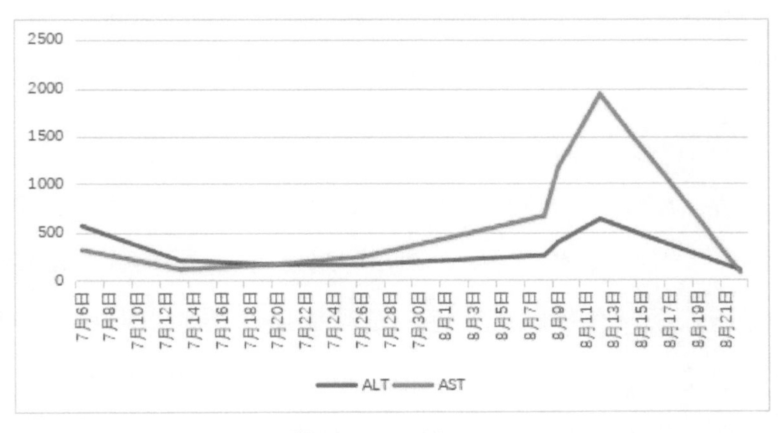

图 8-1 ALT 及 AST

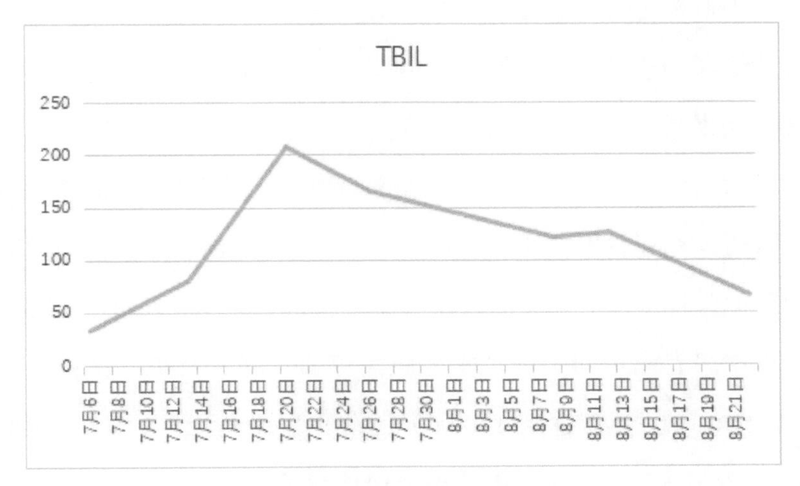

图 8-2 总胆红素（TBIL）

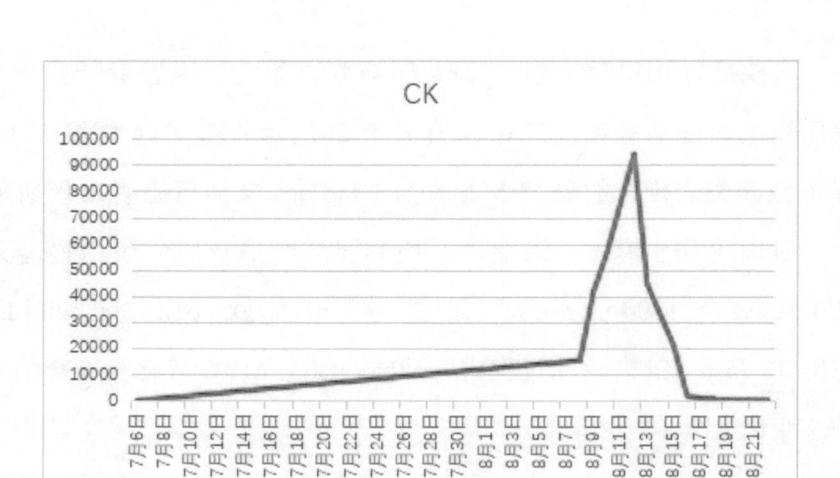

图 8-3 肌酸激酶（CK）

【诊断及诊断依据】

诊断：病毒性肝炎慢性乙型重度，酒精性肝炎，低蛋白血症，横纹肌溶解综合征，低钾血症，高血压，脑梗死，冠状动脉支架术后。

诊断依据：患者老年男性，发现 HBsAg 阳性 9 年，反复出现乏力、纳差、尿黄等不适，化验肝功能异常，HBV DNA 阳性，曾应用普通干扰素、恩替卡韦抗病毒，1 年前自行停用抗病毒药，今再次出现肝功能异常，复查 HBV DNA 阳性，影像学检查未提示肝硬化，诊断为病毒性肝炎慢性乙型。患者入院后完善相关检查，排除其他病毒感染、自身免疫性肝病、药物性肝损伤等，考虑本次发病与不适当停用恩替卡韦导致乙肝病毒反弹直接相关。患者无恩替卡韦耐药，入院后再次加用恩替卡韦 0.5 mg qn 抗病毒，治疗期间肝功能恶化，有重型肝炎倾向，将恩替卡韦加量至 1 mg qn。入院后治疗过程中患者出现肌无力加重、肌肉疼痛、麻木及茶色尿，化验血 CK 41 940 U/L，MYO ＞ 1200.00 ng/mL，尿常规 BLD 300 cell/μL，RBC 36.75 p/HPF，明确诊断为横纹肌溶解综合征。

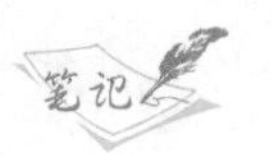

【治疗经过】

入院后加用恩替卡韦0.5 mg qn抗病毒，给予复方甘草酸酐、还原型谷胱甘肽等保肝抗炎治疗，高血压及心血管方面延续院外用药。在治疗期间检测患者肝功能逐渐恶化，患者TBIL最高升至207 μmol/L，PTA降至53%，有重型肝炎表现，恩替卡韦改为1 mg qn，同时加用多烯磷脂酰胆碱及腺苷蛋氨酸保肝退黄，并予静脉血浆支持治疗。患者消化道症状缓解，肝功能逐渐恢复，TBIL逐渐下降，PTA改善；2周后患者诉左侧肢体无力较前加重，行头颅CT示双侧基底节区腔梗，右侧颞叶软化灶形成，颈部及颅内血管未见异常。请神经内科会诊，考虑患者脑梗死表现，予以活血治疗，症状无改善。又1周后患者出现双下肢无力、麻木，小便成酱油色，查体左上肢肌力Ⅳ，右上肢肌力Ⅴ，左下肢肌力Ⅲ级，右下肢肌力Ⅲ级。化验：血常规：PLT 93.0×10^9/L，WBC 6.30×10^9/L，NE% 68.50%，NE 4.32×10^9/L，HGB 129.0 g/L。生化：K 3.29 mmol/L，CREA 89 μmol/L，ALT 257.2 U/L，AST 665.9 U/L，TBIL 120.9 μmol/L，DBIL 95.5 μmol/L，TP 54.6 g/L，ALB 31.0 g/L，GGT 430.8 U/L，ALP 220.1 U/L，CHE 1204 U/L，TBA 130.9 μmol/L，Pre-A 23.50 mg/L。凝血功能：PTA 61.00%，INR 1.50。肌红蛋白＞1200.00 ng/mL。肌酸激酶41 940 U/L。尿常规：pH 7.00，BLD 300 cell/μL，RBC 36.75 p/HPF。下肢血管超声提示下肢动脉及深静脉未见异常。诊断横纹肌溶解综合征，考虑与恩替卡韦加量有关，将恩替卡韦减量为0.5 mg qn，停用匹伐他汀，给予水化、碱化尿液，利尿及营养神经等治疗。2天后患者出现四肢无力加重。肌酸激酶峰值为94 114 U/L，MYO＞1200 ng/mL。肾功能检查提示肌酐为105 μmol/L（正常值上限）。继续予碳酸氢钠碱化尿液、补液促进肌红蛋白等物质的排出，并予精简治疗，停用盐

酸贝那普利片、硫酸氢氯吡格雷片等药物，将单硝酸异山梨酯片减量；因患者内环境稳定，尿量正常，检测肌酶进行性下降，未进行血液净化治疗。经治疗后患者肌力逐渐恢复至原水平，复查肌红蛋白、肌酸激酶已经恢复正常。肝功能：ALT 65.1 U/L，AST 51.8 U/L，TBIL 54.9 μmol/L，DBIL 42.1 μmol/L，ALB 30.2 g/L，于 8 月 30 日出院。

【随访】

患者肝功能好转出院，院外继续规律服用恩替卡韦分散片 0.5 mg qn 抗病毒治疗，定期复查病毒均低于检测下限，肝功能恢复正常，未再出现肌肉损伤。

病例分析

横纹肌溶解综合征（rhabdomyolysis syndrome，RM）根据起病诱因可分为 3 类：创伤性、非创伤劳累性与非创伤非劳累性。RM 的非创伤非劳累性原因包括药物和毒素、感染、电解质紊乱、内分泌疾病、炎性肌病等。在成年人中，最常见的原因是创伤和药物，大多数患者有一个以上的病因。

本例患者为非创伤非劳累性原因所致 RM，病因为药物或电解质紊乱可能性大。常见的导致 RM 的药物包括：降脂药、核苷类抗病毒药物（主要见于拉米夫定、替比夫定、齐多夫定）、β2 受体激动剂、喹诺酮类药物、引起低血钾的药物（利尿剂、复方甘草酸苷等）、麻醉精神类药物、甲巯咪唑。上述药物中降脂药诱导的 RM 最为常见。另外 RM 与多种电解质紊乱有关，特别是低钾血症和低磷血症。

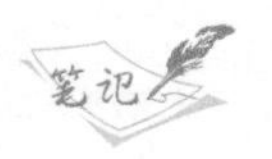

本例患者有匹伐他汀用药史，但已应用3年且近期未调整剂量，考虑RM与该药直接相关可能性不大。低钾血症出现RM与低钾程度有关，有文献指出当血清钾浓度低于2.0 mmol/L时才易发生RM，本例患者虽有低钾血症，但血钾3.29 mmol/L，基本可排除低钾所致。核苷类抗病毒药物可导致横纹肌溶解，患者近期有恩替卡韦加量的病史，高度怀疑与恩替卡韦加量相关。虽然恩替卡韦常见的不良反应为乳酸酸中毒，目前国内外关于恩替卡韦导致横纹肌溶解症的报道极少，但根据病史分析，仍考虑本例患者RM与恩替卡韦加量有关，在肝功能受损、应用降脂药物及低钾血症的共同作用下，最终导致发病。

RM的治疗应以积极控制原发病、补液、碱化尿液、抗氧化、保肝、抗感染、对症处理等为原则。发生急性肾衰竭时，应及时进行血液净化治疗，纠正电解质紊乱、水钠潴留，降低血清肌酸激酶、肌红蛋白、血肌酐、尿素氮及一些细胞毒素等。药物导致的RM应立即停用相关药物。

本例患者考虑横纹肌溶解为恩替卡韦加量所致。因患者病毒载量高，既往应用恩替卡韦0.5 mg qn时未出现副反应，应用当时可获得的其他核苷类似物抗病毒药物发生横纹肌溶解症的风险更大，故未停用恩替卡韦而是将其减量至0.5 mg qn，并给予水化、碱化尿液等治疗。因患者内环境稳定，血肌酐升高不明显，尿量正常，肌酶下降，未进行血液净化治疗。患者症状改善，CK、MYO下降并逐渐恢复正常。

笔记

谢尧教授病例点评

尽管 ETV 诱导的横纹肌溶解症极为罕见，但如果患者有肌痛症状，应密切监测 CK 和肌红蛋白水平。尤其是服用剂量大、与降脂药物联合使用及存在电解质紊乱时，应警惕恩替卡韦诱发的横纹肌溶解综合征的发生。

【参考文献】

1. 王贵强，段钟平，王福生，等 . 慢性乙型肝炎防治指南（2019 年版）. 中国病毒病杂志，2020，10（1）：1-25.
2. WANG W，LU X，LI C，et al. Rhabdomyolysis induced by rosuvastatin combined with entecavir：a case report. BMC Infect Dis，2022，22（1）：1-3.
3. KODADEK L，CARMICHAEL II S P，SESHADRI A，et al. Rhabdomyolysis：an American Association for the Surgery of Trauma Critical Care Committee clinical consensus document. Trauma Surg Acute Care Open，2022，7（1）：e000836.
4. TORRES P A，HELMSTETTER J A，KAYE A M，et al. Rhabdomyolysis：pathogenesis，diagnosis，and treatment. Ochsner J，2015，15（1）：58-69.

（路遥　郝红晓　整理）

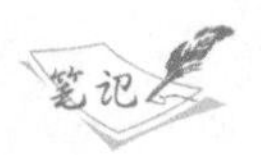

病例 9　乙型肝炎肝硬化停用抗病毒治疗药后致肝衰竭

病历摘要

【基本信息】

患者，男性，60 岁，主因"发现乙型肝炎表面抗原阳性 30 余年，间断乏力 9 年，尿黄 1 周"于 2020 年 12 月入院。

现病史：患者 30 年前查体发现 HBsAg 阳性，ALT 轻度异常，反复波动（具体数值不详），未予重视，亦未系统检查治疗。9 年前患者出现乏力，伴双下肢水肿，就诊于我院，查肝功能：ALT 50.4 U/L，AST 70.8 U/L，TBIL 22.2 μmol/L，DBIL 9.3 μmol/L，ALB 30.7 g/L，GGT 69.3 U/L，ALP 119.4 U/L，CHE 3881.0 U/L，CREA 83 μmol/L；乙型肝炎五项：HBsAg ＞ 250 IU/mL，HBsAb 0.00 mIU/mL，HBeAg 95.24 S/CO，HBeAb 5.99 S/CO，HBcAb 9.54 S/CO；HBV DNA 1.13×10^7 IU/mL；腹部超声示肝硬化、腹水。诊断肝炎肝硬化（失代偿期，乙型），腹水，低蛋白血症，给予口服核苷类似物抗病毒治疗，同时保肝、利尿、补蛋白等对症治疗，患者症状好转出院。抗病毒治疗 6 个月后复查 HBV DNA 明显下降（2.02×10^3 IU/mL），1 年后 HBV DNA 低于检测下限，之后坚持服用抗病毒药物，并定期复查，HBV DNA 均低于检测下限。6 个月前自行停用抗病毒药（恩替卡韦），也未进行检查，2 周前出现乏力，未予重视，

1 周前出现眼黄、尿黄，伴纳差，无发热，无腹痛腹泻，无腰背部放射痛。1 天前就诊于我院门诊，化验回报：ALT 945.1 U/L，AST 1548.2 U/L，TBIL 445.8 μmol/L，DBIL 319.7 μmol/L，ALB 40.5 g/L，CHE 4955 U/L，HBV DNA 5.825×10^7 IU/mL，PT 28.40 s，PTA 29.00%，INR 2.63，遂收入院进一步诊治。发病以来患者精神、食欲欠佳，小便色黄，大便如常，睡眠可，体重变化不详。

既往史：否认高血压、冠心病、糖尿病病史，否认其他传染病病史，曾行肾结石微创手术，具体不详。否认食物及药物过敏史。患者否认服用土三七及其他肝毒性药物病史，否认长期大量饮酒史，否认生食海鲜等不洁饮食史。

个人史：无地方病疫区居住史，无传染病疫区生活史，无冶游史，有吸烟史，每日 1 包，偶有少量饮酒史。患者父亲有乙型肝炎、肝癌病史。

【体格检查】

体温 36.2 ℃，血压 133/87 mmHg，脉搏 76 次 / 分，呼吸 20 次 / 分。皮肤、巩膜重度黄染，肝掌阳性、蜘蛛痣阳性，心肺检查未发现异常，肝脏肋下未触及，脾脏未触及，肝区叩痛阳性，全腹无压痛及反跳痛，腹部移动性浊音阳性，双下肢无水肿。

【辅助检查】

入院后次日检查结果回报，肝功能：ALT 562.3 U/L，AST 855.9 U/L，TBIL 382.9 μmol/L，DBIL 292.4 μmol/L，ALB 30.2 g/L，CHE 3713 U/L，GGT 99.4 U/L，ALP 167.6 U/L；乙型肝炎五项：HBsAg ＞ 250 IU/mL，HBsAb 0.00 mIU/mL，HBeAg 988.65 S/CO，HBeAb 45.25 S/CO，HBcAb 7.53 S/CO；凝

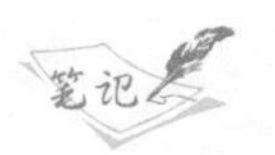

血功能：PT 33.20 s，PTA 25.00%，INR 3.07；血常规：WBC 3.30×10^9/L，NE% 59.10%，NE 1.95×10^9/L，HGB 132.0 g/L，PLT 60.0×10^9/L。心电图：窦性心动过缓，心率 55 次 / 分。腹部超声：肝弥漫性病变、脾大（肋间厚 36 mm，脾长 123 mm）、腹水（右肝前间隙 8 mm，盆腔 33 mm × 87 mm）、肝多发囊肿、肝内门管鞘系统回声增强、胆囊壁水肿、双边，双肾囊肿、双肾实质回声增强。门静脉血流超声：门脉增宽（门脉主干 15 mm）。

【诊断】

慢加亚急性肝衰竭，乙型肝炎肝硬化失代偿期，腹水。

【治疗经过】

患者有乙肝肝硬化病史 9 年，抗病毒治疗后病情稳定，6 个月前自行停用抗病毒药，于近 2 周出现乏力、纳差、眼黄、尿黄。慢性肝病基础上出现黄疸、凝血功能障碍（PTA 25%），血清总胆红素大于 10 倍正常值上限（TBIL 382.9 μmol/L）。本次病情加重时间大于 2 周但小于 26 周，明确诊断慢加亚急性肝衰竭、乙型肝炎肝硬化失代偿期，考虑为停用恩替卡韦后病毒学反弹致炎症活动、肝损伤加重。因此给予恩替卡韦联合丙酚替诺福韦积极抗乙型肝炎病毒治疗，同时给予异甘草酸镁、谷胱甘肽、多烯磷脂酰胆碱保肝，并给予腺苷蛋氨酸退黄等措施，给予输注血浆、人血白蛋白等支持治疗及利尿对症治疗。但在治疗初期，患者病情处于进展期，虽经积极治疗，黄疸仍持续升高（平均每日升高 19.2 μmol/L，2 周后，化验 TBIL 升高至 631.3 μmol/L），在积极内科治疗的同时，建议患者行人工肝支持治疗（如血浆置换），但家属拒绝。同时也建议患者积极进行肝移植准备。治疗中还出现血小板、白细胞下降，轻度贫血（WBC 1.79×10^9/L，NE% 31.80%，HGB 97 g/L，PLT 42×10^9/L），经

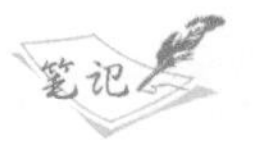

利可君、吉粒芬升白及补充造血原料等对症治疗后好转。住院第3周，患者出现嗜睡，定向力及计算力下降。查体：扑翼样震颤阳性，踝阵挛阳性。给予门冬氨酸鸟氨酸脱氨、乳果糖灌肠、甘露醇脱水、低蛋白饮食等对症治疗。3天后，患者神志转清，可正确回答问题，病理征消失。

经过精细的内科治疗，患者精神状况有所好转，总胆红素达到最高峰（631.3 μmol/L）以后，开始缓慢下降。凝血酶原活动度也由最低值（21%），开始缓慢上升。继续保肝、退黄治疗，积极控制各种并发症，肝功能逐渐好转，黄疸逐渐消退，精神及食欲也明显好转，腹水逐渐减少，未再出现肝性脑病等并发症。住院第77天复查，凝血功能：PT 17.00 s，PTA 53.00%，INR 1.57，FDP 10.91 μg/mL；肝功能：ALT 32.7 U/L，AST 59.3 U/L，TBIL 119.4 μmol/L，DBIL 97.8 μmol/L，GGT 33.8 U/L，ALP 88.6 U/L，CHE 1976 U/L，CRP 6.4 mg/L；肾功能＋血氨：UREA 7.17 mmol/L，CREA 77.9 μmol/L，GLU 6.59 mmol/L，NH_3 17.0 μmol/L；血常规：WBC 2.74×10^9/L，NE% 47.80%，NE 1.31×10^9/L，HGB 95.0 g/L，PLT 40.0×10^9/L；HBV DNA 3.38×10^4 IU/mL。虽然TBIL仍高，但各项指标显示患者已脱离了肝衰竭状态，肝病持续好转而出院（共住院80天）。

【随访】

患者出院后规律门诊复查，精神、食欲好。近期电话随诊，无不适主诉，目前在规律服用抗病毒药物。出院后10个月（2022年1月）复查：HBV DNA 8.91×10^2 IU/mL（较前明显降低，但未转阴）；肝功能完全正常（ALT 32.2 U/L，AST 36.6 U/L，TBIL 17.6 μmol/L，DBIL 4.9 μmol/L，GGT 109.1 U/L，ALP 88.4 U/L，CHE 6335 U/L）；凝

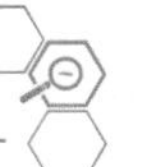

血功能也恢复正常（PT 10.70 s，PTA 101.00%，INR 0.99）；血常规明显好转（WBC 4.23×10^9/L，NE% 63.70%，NE 2.69×10^9/L，HGB 147.0 g/L，PLT 97.0×10^9/L）；乙型肝炎五项：HBsAg 93.63 IU/mL，HBsAb 0.00 mIU/mL，HBeAg 0.51 S/CO，HBeAb 1.46 S/CO，HBcAb 6.79 S/CO；腹部超声仍然提示肝弥漫性病变伴脂肪变（肝硬化？）、脾大（肋间厚 42 mm，脾长 125 mm），无腹水。门脉主干 12 mm。

病例分析

1998 年拉米夫定作为抑制 HBV DNA 药物上市，开启了核苷（酸）类药物治疗慢性乙型肝炎的时代。随着新的核苷（酸）类药物的不断研发上市，抗病毒疗效明显提高且耐药发生率明显降低，抗病毒治疗适应证的人群也不断扩大，从慢性乙型肝炎患者到乙型肝炎肝硬化和乙型肝炎相关的原发性肝癌患者，均纳入到治疗适应证人群，并且获得了很好的疗效，不仅有效阻止了疾病进展，不少肝纤维化肝硬化患者还获得了纤维化逆转和肝硬化的再代偿。但是在应用核苷（酸）类药物治疗的同时，疗程和停药也伴随着不断的探索和争议，包括药物上市后的Ⅳ期临床试验，随访时间也是由 1 年、2 年逐步延长至 3 年、5 年甚至 10 年。在 2010 版及 2015 版的《中国慢性乙型肝炎防治指南》中，均谈到了关于口服核苷（酸）类药物的疗程和停药的问题，然而，随着延长疗程或长期抗病毒治疗患者获益或者能改善临床结局的研究越来越多，以及停药复发和加重肝病的报道越来越多，新版指南强调了长期用药的重要性，除非出现了 HBsAg 阴转或者血清学转化，即达到乙型肝炎的临床治愈，否

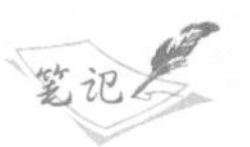

则不建议停用口服核苷（酸）类抗病毒药物。

该患者有30年的慢性乙型肝炎病史，曾有反复肝功能异常史，10年前出现双下肢水肿，外院确诊乙型肝炎肝硬化活动性失代偿期，按照2019版《中国慢性乙型肝炎防治指南》，失代偿期肝硬化患者，只要HBsAg阳性就需要长期抗病毒治疗，不能停药。该患者于2011年11月应用拉米夫定抗病毒治疗，之后还用过拉米夫定联合阿德福韦酯的治疗，近年来在用恩替卡韦单药抗病毒治疗，HBV DNA维持在低于检测下限，病情也相对平稳，无肝功能失代偿的发生。6个月前患者自行停用恩替卡韦，停药半年后出现乏力、尿黄等肝炎突发的典型症状并进行性加重，INR 2.63，PT 28.40 s，PTA 29.00%，ALT、AST高于正常值20余倍，总胆红素在2周内迅速上升至445.8 μmol/L，DBIL 319.7 μmol/L，符合慢性肝病基础上的亚急性肝衰竭诊断标准；HBV DNA升高（5.825×10^{7} IU/mL），同时排除重叠其他嗜肝病毒感染、胆道梗阻或占位病变，亦无用特殊药史，故考虑其肝衰竭的原因为停用抗乙型肝炎病毒药物所致的乙型肝炎再活动致肝衰竭。明确病因后即刻确定治疗方向：尽快控制病毒，积极保肝治疗，根据病情变化决定是否人工肝甚至肝移植，治疗过程中还出现各种各样的并发症，均经过及时有效的内科治疗转危为安。该患者治疗成功的经验主要有如下几点：①及时而强有力的抗病毒治疗。恩替卡韦联合了丙酚替诺福韦（患者既往抗病毒治疗用药复杂，有拉米夫定病毒控制不理想的情况）抗病毒治疗，同时予异甘草酸镁等多种控制炎症级联反应的保肝药物。②密切观察病情，精细化调理。患者于入院第3周出现嗜睡、扑翼样震颤（+）等肝性脑病表现，治疗组积极予脱氨、灌肠、甘露醇脱水等对症治疗，总胆红素曾一度上升至631.3 μmol/L，PTA降低到21%，

笔记

予熊去氧胆酸及腺苷蛋氨酸等治疗，同时与家属沟通做好肝移植等治疗手段的准备。其间密切观测 INR、PTA 等变化，精心调整治疗方案，加强营养支持治疗，最终肝功能逐渐好转，经过 80 天的内科住院治疗，INR 下降至 1.57，PTA 53.00 %，肝功能明显好转而出院，免于肝移植。出院后随访肝功能进一步恢复，叮嘱患者不可再擅自停药。

杨松教授病例点评

该病例是一个失代偿期乙型肝炎肝硬化患者因不规范停用口服核苷（酸）类似物导致病毒反弹，进而发展至肝衰竭的典型病例。虽然医生反复强调不能随意停用抗病毒药物及可能带来的危害，但临床上患者擅自停用致病情反弹的病例时有发生，这就需要我们在临床对患者反复进行规范用药的宣教。肝衰竭的内科治疗是对于肝病科医生诊治水平的综合考验，本例患者在肝硬化基础上出现肝衰竭，并出现肝性脑病等严重并发症，通过内科治疗最终挽救患者生命殊为不易。这得益于强力迅速的抗病毒治疗、保肝综合支持治疗、细致的病情观察和果断的临床处置，这是让患者避免肝移植及死亡的重要保证。

【参考文献】

1. 中华医学会感染病学分会肝衰竭与人工肝学组，中华医学会肝病学分会重型肝病与人工肝学组．肝衰竭诊治指南（2018 年版）. 临床肝胆病杂志，2019，35（1）：38-44.
2. 中华医学会感染病学分会．终末期肝病合并感染诊治专家共识（2021 年版）. 中华传染病杂志，2022，40（4）：198-210.

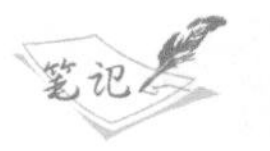

3. 中华医学会肝病学分会. 肝硬化肝性脑病诊疗指南. 中华肝脏病杂志，2018，26（10）：721-736.

4. BAJAJ J S，O'LEARY J G，LAI J C，et al. Acute-on-Chronic Liver Failure Clinical Guidelines. Am J Gastroenterol，2022，117（2）：225-252.

5. WU Y L，SHEN C L，CHEN X Y. Antiviral treatment for chronic hepatitis B：Safety，effectiveness，and prognosis. World J Clin Cases，2019，7（14）：1784-1794.

6. WU T，LI J，SHAO L，et al. Development of diagnostic criteria and a prognostic score for hepatitis B virus-related acute-on-chronic liver failure. Gut，2018，67（12）：2181-2191.

7. SHI H，XIAO G，LIAO M，et al. Inappropriate cessation of nucleos（t）ide analog associated with reduced liver transplant-free survival in patients with HBV-related acute on chronic liver failure. Biomed Pharmacother，2021，134：111-118.

8. SARIN S K，CHOUDHURY A. Acute-on-chronic liver failure：terminology，mechanisms and management. Nat Rev Gastroenterol Hepatol，2016，13（3）：131-149.

9. 中华医学会感染病学分会，中华医学会肝病学分会. 慢性乙型肝炎防治指南（2019年版）. 中华传染病杂志，2019，37（12）：711-736.

10. 中华医学会肝病学分会，中华医学会感染病学分会. 慢性乙型肝炎防治指南（2015更新版）. 中华临床感染病杂志，2015，8（6）：481-503.

（欧蔚妮　李炜　整理）

病例 10　抗病毒药物停用致 HBeAg 阴性慢性乙型肝炎患者肝衰竭

病历摘要

【基本信息】

患者，男性，53 岁，主因“发现 HBsAg 阳性、肝功能异常 8 年，乏力 20 天”于 2014 年 1 月入院。

现病史：8 年前患者体检发现 HBsAg 阳性，HBeAg 阴性，肝功能示 ALT 83 U/L、AST 65 U/L，HBV DNA 阳性，予以保肝及拉米夫定抗病毒治疗，1 个月后复查 HBV DNA 低于检测下限（5×10^2 copies /mL），肝功能示 ALT 33 U/L、AST 25 U/L，1 年前自行停用拉米夫定，未再规律随诊。20 天前患者无明显诱因出现乏力、腹胀、呃逆，伴眼黄、尿黄，无发热、腹痛、大便颜色变浅、皮肤瘙痒，无双下肢水肿。11 天前患者就诊于外院，检查肝功能：ALT 1500 U/L、AST 1200 U/L，TBIL 292.6 μmol/L、DBIL 136.5 μmol/L，PTA 35%，HBsAg 1682.11 IU/mL，HBeAg 阴性，HBV DNA 0.5×10^3 copies /mL，HBV 耐药基因检测未见 rtM204V/I、rtL180M 变异，腹部彩超示肝弥漫性病变、胆囊多发结石、少量腹水，诊断“慢加急性肝衰竭”，给予拉米夫定抗病毒治疗，并予以保肝、退黄、输血浆、输白蛋白等治疗，因腹腔感染给予头孢唑肟抗感染治疗，患者病情未见好转，为求进一步诊治收入我院。患者自发病以来，神志清，精神、饮食、睡眠一般，服用乳果糖后大便通畅，小便色黄，服用利尿剂后尿量 2000 mL/d 以上，体重增加 5 kg。

既往史：平素健康状况良好，否认高血压、糖尿病、冠心病病史，否认其他传染病病史，近期有输血浆史，否认食物、药物过敏史，否认手术外伤史。

个人史：无地方病疫区居住史，无传染病疫区生活史，无冶游史，否认吸烟史，间断少量饮酒史，已婚，配偶及孩子体健。

家族史：父母均已去世，具体不详，否认乙型肝炎、肝硬化、肝癌家族史。

【体格检查】

体温 36.8 ℃，脉搏 72 次 / 分，呼吸 19 次 / 分，血压 110/70 mmHg，神志尚清楚，精神不振，定向力正常，计算力下降，肝病面容，全身皮肤黏膜及巩膜重度黄染，肝掌、蜘蛛痣阴性，双肺呼吸音粗，未闻及明显干湿啰音，心律齐，心音可，各瓣膜听诊区未闻及病理性杂音，腹部饱满，无压痛、反跳痛，肝脾肋下未触及，肝肾区无叩痛，移动性浊音阳性，双下肢不肿，扑翼样震颤可疑阳性。

【辅助检查】

血常规：WBC 5.96×10^9/L，NE% 70.5%，RBC 3.61×10^{12}/L，HGB 118 g/L，PLT 93×10^9/L。CRP 17.18 mg/L。肝功能：ALT 127.4 U/L，AST 64.1 U/L，TBIL 263.8 μmol/L，DBIL 153.7 μmol/L，ALB 35.5 g/L。肾功能正常。血氨 83 μmol/L。凝血功能：PTA 26.5%。肿瘤系列：AFP 45 ng/mL，CEA 5.2 ng/mL，CA-199 43.7 U/mL，CA-125 718.9 U/mL。乙型肝炎病毒标志物：HBsAg ＞ 250 IU/mL，HBsAb、HBeAg 阴性，HBeAb 0.11 S/CO，HBcAb 12.59 S/CO。HBsAg 稀释 1251.75 IU/mL。HBV DNA ＜ 500 copies/mL。甲、丙、丁、戊型肝炎病毒学标志物均阴性。自身免疫性肝病系列：抗核抗体阳性核颗粒型 1：100。特种蛋白：IgG 26 g/L，IgA 5.17 g/L。腹水化验：外观黄色微浑，比

重 1.016，李凡他试验阳性，总细胞 829 /μL，白细胞 229 /μL，单核细胞 80%，多核细胞 20%，K^+ 3.88 mmol/L，Na^+ 137.9 mmol/L，Cl^- 110.6 mmol/L，Glu 8.83 mmol/L，ALB 9.5 g/L，TP 18.7 g/L。腹部彩超：肝弥漫性病变（肝硬化？），胆囊壁厚毛糙、双边，腹水；门脉血流检查未见明显异常。腹部 MRI：肝硬化，肝内再生结节形成，腹水，食管胃底静脉曲张；肝右叶被膜下动脉期小强化灶，建议定期复查；肝右下段斑片结节强化灶，考虑为血管瘤可能性大；胆囊炎，胆囊结石。电子胃镜：食管静脉曲张轻度，慢性浅表性胃炎，HP（+）。电子肠镜：结肠多发息肉。

【诊断】

慢加急性肝衰竭，乙型肝炎肝硬化活动性失代偿期，腹水，腹腔感染，肝性脑病，食管静脉曲张，脾大，脾功能亢进，慢性浅表性胃炎，幽门螺杆菌感染，结肠多发息肉，胆囊结石。

【治疗经过】

予以恩替卡韦分散片 1 mg qn 联合阿德福韦酯 10 mg qn 抗病毒治疗，积极输注新鲜冰冻血浆抢救肝衰竭，予以保肝、退黄、抗感染、利尿、输白蛋白、调节肠道菌群、通便等综合治疗，肝功能逐渐好转，TBIL 由 261.7 μmol/L 降至 98.6 μmol/L，PTA 由 26% 升至 43% 左右后持续近 1 个月指标无明显变化，复查腹部 MRI：肝硬化，脾大，食管下段及胃底静脉曲张；肝实质信号异常，考虑炎症后改变，弥漫再生结节形成；肝右叶下段考虑血管瘤；肝内多发囊肿；腹腔及腹膜后多发稍大淋巴结；胆囊结石，胆囊炎。加用瘀胆汤治疗后胆红素逐渐下降。2014 年 5 月 12 日复查：肝功能：ALT 56 U/L，AST 89.7 U/L，TBIL 84.1 μmol/L，DBIL 65.9 μmol/L，ALB 38.8 g/L，GGT 60.5 U/L；肾功能正常；凝血功能：PTA 56%；HBV DNA（检

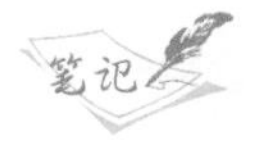

测下限 20 IU/mL）：30.7 IU/mL。患者肝功能、凝血功能好转出院。院外继续规律抗病毒、保肝、退黄等治疗。

【随访】

2 个月后患者肝功能逐渐恢复正常，HBV DNA（检测下限 20 IU/mL）：低于检测下限，病情平稳。

病例分析

该患者为中年男性，慢性病程急性发作。慢性 HBV 感染病史明确，HBeAg 阴性，45 岁反复肝功能异常、HBV DNA 阳性，考虑 HBeAg 阴性慢性乙型肝炎，给予拉米夫定抗病毒治疗 6 年，取得病毒学和生化学应答，HBV DNA 低于检测下限，肝功能恢复正常。1 年前自行停用抗病毒药物且未再随访监测，直至此次出现明显乏力、腹胀、眼黄、尿黄等症状。查体：神志清，慢性肝病面容，全身皮肤黏膜及巩膜重度黄染，移动性浊音阳性，扑翼样震颤可疑阳性。停用抗 HBV 药物后，HBV DNA 反弹，肝功能呈现“酶 – 胆分离”特征，凝血功能进行性下降至 PTA ＜ 40%，影像学提示肝硬化、腹水，胃镜示食管静脉曲张。

2018 年版肝衰竭诊治指南中慢加急性肝衰竭诊断标准：在慢性肝病基础上，由各种诱因引起以急性黄疸加深、凝血功能障碍为肝衰竭表现的综合征，可合并肝性脑病、腹水、电解质紊乱、感染、肝肾综合征、肝肺综合征等并发症，以及肝外器官功能衰竭。患者黄疸迅速加深，血清 TBIL ≥ 10 × ULN 或每日上升≥ 17.1 μmol/L；有出血表现，PTA ≤ 40%（或 INR ≥ 1.5）。该患者既往慢性乙型肝炎病史明确，有效抗病毒治疗后因自行停用抗病毒药物引起病

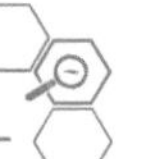

毒学复发，进而导致急性黄疸加深、凝血功能障碍，有肝性脑病、腹水、感染并发征，符合“酶－胆分离”、黄疸迅速加深至血清TBIL ≥ 10×ULN、PTA ≤ 40%，故根据该指南此患者慢加急性肝衰竭诊断明确。患者影像学提示肝硬化，胃镜示食管静脉曲张，血常规示血小板、红细胞计数低下，且伴腹水、肝性脑病等肝功能失代偿期并发症，故失代偿期肝硬化诊断明确。

有文献报道，应用抗乙型肝炎病毒药物停药后发生慢加急性肝衰竭的病死率可高达59.12%，高于非停药原因导致的慢加急性肝衰竭（46.57%），尤其应用拉米夫定患者停药后病死率高达66.67%，高于应用阿德福韦酯或恩替卡韦患者。该文献报道停药后至发生慢加急性肝衰竭的时间为1～96个月，平均12个月，其中57.66%患者慢加急性肝衰竭发生在停药6个月内，18.25%患者发生在停药6～12个月，23.36%患者发生在停药12个月以上。有肝硬化基础或用药时间较短者停药后慢加急性肝衰竭发生率更高。

对于既往曾应用拉米夫定患者，2019年版慢性乙型肝炎防治指南推荐应用强效低耐药的富马酸替诺福韦酯、富马酸丙酚替诺福韦、恩替卡韦联合富马酸替诺福韦酯或恩替卡韦联合富马酸丙酚替诺福韦。2014年可应用的抗病毒药物种类有限，积极应用了强有力并且起效快的药物恩替卡韦联合阿德福韦酯抗病毒治疗方案，并予以积极保肝、退黄、抢救肝衰竭治疗及预防肝性脑病、感染并发症等治疗，患者病情好转出院。

肝移植是治疗各种原因所致的中晚期肝功能衰竭的最有效方法之一，适用于经内科综合治疗、人工肝治疗疗效欠佳的患者，终末期肝病模型（model for end-stage liver disease，MELD）评分是评估肝移植的主要参考指标，MELD评分在15～40分是肝移植的最佳适应证。

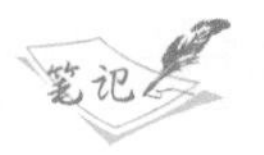

谢尧教授病例点评

抗病毒治疗对于 CHB 患者至关重要，可显著延缓疾病进展，改善长期预后，可延缓患者进展至肝硬化、肝细胞癌及终末期肝脏疾病阶段。鉴于目前强效且高耐药屏障一线抗病毒药物 ETV、TDF、TAF 已进入医保并且价格较前大幅下降，目前高灵敏 HBV DNA 检测下限可低至 10 ～ 20 IU/mL，2019—2022 年对于 CHB 患者抗病毒治疗适应证逐渐扩大，除了 HBV 相关进展性肝脏炎症或纤维化的证据建议抗病毒治疗外，ALT 治疗阈值由大于正常值上限，积极调整为男 30 U/L 以上、女 19 U/L（需排除酒精性及非酒精性脂肪肝等其他肝脏炎症）建议抗病毒治疗。但仍需严格评估每名患者的抗病毒治疗适应证与禁忌证。由于目前所有口服核苷（酸）类药物仅能抑制肝细胞 HBV 复制，不能彻底杀灭 HBV，并且对潜伏在肝细胞核内的共价、闭合、环状 HBV DNA（covalently closed circular DNA，cccDNA）无抑制作用，所以一旦停药，CHB 复发率高达 80% 以上，HBV 会迅速大量复制，大量效应 T 淋巴细胞及强烈的免疫反应对受感染肝细胞产生强烈免疫损伤，导致大量肝细胞坏死，进而出现肝衰竭等危重症，因此应用抗 HBV 口服药物需要长期甚至终身治疗。即使在服药期间保持肝功能正常、HBV DNA 低于检测下限长达数年都不可擅自停药。部分患者可能会担心长期应用口服抗病毒药物的不良反应而自行停药，应告知患者绝大多数不良反应表现轻微，不影响继续用药，即使出现了明显的骨肾不良反应，也应在医生指导下更换抗病毒药物。该患者自行停药后出现了肝衰竭表现，此时应选择强有力并且起效快的抗病毒药物，尽快控制 HBV 复制。2014 年

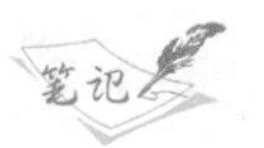

可应用的抗病毒治疗药物有限，按最新指南推荐最佳治疗方案应该为换用富马酸替诺福韦酯、富马酸丙酚替诺福韦、恩替卡韦联合富马酸替诺福韦酯或恩替卡韦联合富马酸丙酚替诺福韦。

2019 年版慢性乙型肝炎防治指南推荐的停药标准为：HBeAg 阳性慢性乙型肝炎患者采用恩替卡韦、富马酸替诺福韦酯或富马酸丙酚替诺福韦治疗，治疗 1 年若 HBV DNA 低于检测下限、ALT 复常和发生 HBeAg 血清学转换后，再巩固治疗至少 3 年（每隔 6 个月复查 1 次）仍保持不变，可考虑停药，延长疗程可减少复发；HBeAg 阴性 CHB 患者采用恩替卡韦、富马酸替诺福韦酯或富马酸丙酚替诺福韦治疗，建议 HBsAg 消失且 HBV DNA 低于检测下限后停药随访。因此目前主流观点是 HBeAg 阳性慢性乙型肝炎患者不能停药，HBeAg 阴性 CHB 患者临床治愈停药后，仍有病毒学复发、HBsAg 复阳可能，需停药后密切监测。

【参考文献】

1. YUEN M F，CHEN D S，DUSHEIKO G M，et al. Hepatitis B virus infection. Nat Rev Dis Primers，2018，4：18035.
2. LIU J，LIANG W，JING W，et al. Countdown to 2030：eliminating hepatitis B disease，China. Bull World Health Organ，2019，97（3）：230-238.
3. 中华医学会感染病学分会，中华医学会肝病学分会 . 慢性乙型肝炎防治指南（2019 年版）. 临床肝胆病杂志，2019，35（12）：2648-2669.
4. 中华医学会肝病学分会 . 扩大慢性乙型肝炎抗病毒治疗的专家意见 . 中华肝脏病杂志，2022，30（2）：131-136.
5. 王皓，单姗，尤红，等 . 抗病毒治疗适应症变化对提高慢性乙型肝炎治疗率的影响 . 临床肝胆病杂志，2022，38（6）：1269-1274.
6. TERRAULT N A，LOK A，MCMAHON B J，et al. Update on prevention，diagnosis，and treatment of chronic hepatitis B：AASLD 2018 hepatitis B guidance.

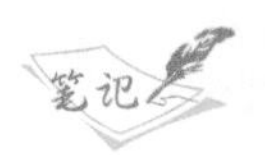

Hepatology，2018，67（4）：1560-1599.

7. European Association for the study of the liver. EASL 2017 clinical practice guidelines on the management of hepatitis B virus infection. J Hepatol，2017，67（2）：370-398.
8. SARIN S K，KUMAR M，LAU G K，et al. Asian-Pacific clinical practice guidelines on the management of hepatitis B：a 2015 update. Hepatol Int，2016，10（1）：1-98.
9. HOU J L，ZHAO W，LEE C，et al. Outcomes of long-term treatment of chronic HBV infection with entecavir or other agents from a randomized trial in 24 countries. Clin Gastroenterol Hepatol，2020，18（2）：457-467.
10. 俞海英，郭银燕，丁巧云，等 . 不同核苷（酸）类似物停药后病情变化的临床观察 . 肝脏，2020，25（4）：390-393.
11. 胡高飞，李小鹏，吴振平，等 . 停用核苷和核苷酸类药物抗 HBV 后诱发慢加急性肝衰竭的临床特征 . 临床肝胆病杂志，2017,（337）：1320-1323.
12. 中华医学会感染病学分会肝衰竭与人工肝学组，中华医学会肝病学分会重症肝病与人工肝学组 . 肝衰竭诊治指南（2018 年版）. 临床肝胆病杂志，2018，35（1）：38-44.

（张璐　王玉洁　温少芳　整理）

病例 11　肝硬化基础上重叠戊型肝炎病毒感染导致慢加急性肝衰竭

病历摘要

【基本信息】

患者，男性，65 岁，主因“间断腹胀 2 周，眼黄尿黄 1 周”门诊以“肝硬化”收入院。

现病史：患者 2 周前无明显诱因出现腹胀，无其他伴随症状，于当地医院住院，诊断为“胃食管反流”，给予泮托拉唑及莫沙必利口服治疗后上述症状略改善。住院期间化验肝功能轻度异常（具体不详），腹部影像学检查提示肝硬化。1 周前患者出现眼黄、尿黄，尿色如浓茶色，自觉食欲减退、厌食油腻、轻度乏力，无发热、腹痛、腹泻、恶心、呕吐，无皮肤瘙痒、关节疼痛，无大便颜色、性状改变，为进一步诊治来我院门诊，门诊以“肝硬化”收入我科。患者自起病以来，神志清楚，精神睡眠好。

既往史：房颤病史 30 余年，目前口服美托洛尔 25 mg bid 控制心率；2 型糖尿病 2 年，未用药；高血压病史 2 年，目前应用缬沙坦 80 mg 口服降压治疗，血压控制尚可。

个人史：吸烟史 30 年，每日 7 支左右；饮酒史 30 年，间断少量饮酒。

【体格检查】

体温 36.3 ℃，脉搏 78 次 / 分，呼吸 19 次 / 分，血压 136/87 mmHg，

体重 73 kg，肝病面容，神志清楚。全身皮肤黏膜颜色中度黄染，肝掌阳性，蜘蛛痣阴性，周身未见皮疹，未见淤点、淤斑及皮下出血，全身浅表淋巴结未触及异常肿大。双肺呼吸音清，未闻及干湿啰音及胸膜摩擦音。心率 85 次 / 分，心律绝对不齐，脉搏短绌，各瓣膜听诊区未闻及病理性杂音。腹部饱满，右上腹轻压痛，肝脏未触及，脾脏肋下三指，肝区叩击痛阴性，全腹无反跳痛及肌紧张，Murphy 征可疑，移动性浊音阳性，双下肢轻度水肿。

【辅助检查】

血常规：WBC 4.42×10^9/L，NE% 59.90%，RBC 3.33×10^{12}/L，HGB 110.0 g/L，PLT 93.0×10^9/L；生化：Na^+ 135.0 mmol/L，K^+ 4.11 mmol/L，Ca^{2+} 2.02 mmol/L，Mg^{2+} 0.74 mmol/L，PHOS 0.79 mmol/L，URCA 106.0 μmol/L，GLU 6.55 mmol/L，NH_3 56.0 μmol/L，ALT 222.4 U/L，AST 250.6 U/L，TBIL 131.8 μmol/L，DBIL 98.6 μmol/L，ALB 23.5 g/L，GGT 111.6 U/L，CHE 1541 U/L，TBA 156.0 μmol/L；凝血功能：PTA 36.0%，INR 2.22；AFP 733.05 ng/mL；降钙素原 1.71 ng/mL；CRP 128 mg/L；乙肝五项：HBsAg ＞ 250.00 IU/mL，HBeAg 0.41 S/CO，AntiHBe 0.05 S/CO，AntiHBc 8.95 S/CO；乙肝核心抗体 IgM 阴性；超敏 HBV DNA 5.81×10^6 IU/mL；抗 HEV IgM 阳性反应；甲、乙、丙、丁肝病毒检测均阴性；EB 病毒抗体、巨细胞病毒抗体、梅毒抗体、HIV 抗体未见异常。腹部增强 MRI：肝硬化、再生结节形成，脾大，腹水，食管下段静脉曲张，门静脉右支栓塞可能。肝实质多发高强化结节。胆囊壁增厚水肿。

【诊断及诊断依据】

诊断：慢加急性肝衰竭，病毒性肝炎急性戊型，肝炎肝硬化失代偿期乙型，腹水，低蛋白血症，食管下段静脉曲张，门脉右支栓

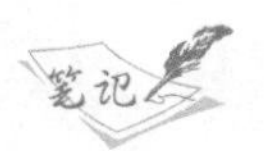

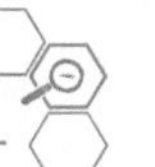

塞，脾功能亢进，胆系感染，持续性房颤，高血压病2级（极高危），2型糖尿病。

诊断依据：患者以腹胀、乏力、黄疸为主要表现，查体有慢性肝病体征（肝掌阳性），化验血常规提示血小板减少，肝功能转氨酶及胆红素明显升高，低蛋白血症，腹部影像学检查提示肝硬化，脾大，腹水，食管下段静脉曲张，门静脉右支栓塞，故考虑肝硬化失代偿期诊断明确。患者 HBsAg（+），HBV DNA（+），乙肝核心抗体 IgM 阴性，未发现其他导致肝硬化可能的病因，故诊断为肝炎肝硬化失代偿期乙型。患者近 2 周表现为明显乏力，显著消化道症状，胆红素升高至正常值上限 10 倍以上，并发腹水，凝血指标恶化，PTA ＜ 40%，INR ＞ 1.5，患者在慢性肝病（乙型肝炎肝硬化）基础上出现肝衰竭表现，呈亚急性进展。患者此次急性起病，有明显的乏力、纳差表现，化验抗 HEV IgM 阳性，临床诊断为急性戊型病毒性肝炎，而戊型肝炎病毒感染可能为此次肝衰竭的直接原因。

【治疗经过】

入院时及治疗 1 周后患者美国呼吸护理协会（American Association for Respiratory Care，AARC）评分≤ 7 分，以综合内科治疗为主，包括：①一般支持治疗：对患者及家属进行健康宣教，予消化道传播隔离、卧床休息、补充白蛋白纠正低蛋白血症，输入新鲜血浆补充凝血因子、纠正电解质酸碱失衡，并且控制患者出入量，促进腹水的吸收；②抗病毒治疗：丙酚替诺福韦抗 HBV；③保肝退黄治疗：复方甘草酸苷、还原型谷胱甘肽、熊去氧胆酸、腺苷蛋氨酸及多烯磷脂酰胆碱保肝退黄；④并发症及合并症治疗：比阿培南联合奥硝唑抗感染，雷贝拉唑及达喜抑酸保护胃黏膜，房颤、高

血压及糖尿病治疗方案延续从前。密切监测病情、意识状态、生命体征及肝肾功能、凝血功能、炎症指标等指标变化。患者病情逐渐好转，治疗 1 个月后复查肝肾功能：ALT 40.8 U/L，AST 67.9 U/L，TBIL 62.7 μmol/L，DBIL48.6 μmol/L，ALB 32.6 g/L，GGT 76.8 U/L，CHE 1769 U/L，TBA 262.2 μmol/L，URCA 98.3 μmol/L；凝血功能：PTA 51.0%，INR 1.62；PCT 及 CRP 降至正常。

【随访】

经治疗患者黄疸消退，消化道症状明显改善，腹水减少，下肢及腹壁水肿消退，肝肾功能及凝血指标恢复正常，肝衰竭得到有效的救治，戊型肝炎病毒标志物阴转，病情好转出院。此后规律口服丙酚替诺福韦抗病毒治疗，HBV DNA 低于检测下限，肝病稳定。

病例分析

ACLF 是指在慢性肝病 / 肝硬化（先前诊断 / 未确诊）基础上的急性肝损伤，表现为黄疸（血清胆红素 ≥ 5 mg/dL）和凝血障碍（INR ≥ 1.5 或 PTA ＜ 40%），4 周内并发腹水和 / 或肝性脑病。ACLF 在肝衰竭发生之前通常有一个明确的损伤事件；直接损害肝脏的触发事件主要有酒精性肝炎，药物诱发的肝脏损伤，重叠感染病毒性的肝炎，门静脉栓塞和缺血性的肝脏损害。HBV 感染的再活化和肝炎病毒的重叠感染是急性损伤诱发 ACLF 的主要原因。

荟萃分析显示，慢性乙型肝炎住院患者的合并 HEV 感染率为 13.6%，其中肝衰竭发生率为 34.7%。原有慢性肝病患者出现原因不明 ALT 异常或肝炎症状加重时，需检测抗 HEV IgM 和抗 HEV IgG，

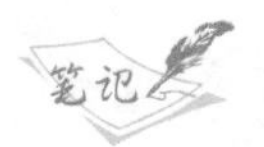

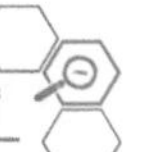

以明确是否合并 HEV 感染。本病例在乙型肝炎肝硬化基础出现肝衰竭表现，呈亚急性进展，有明显乏力、消化道症状，检测抗 HEV IgM 阳性，考虑为慢性肝病基础上感染 HEV 导致病情加重，诱发 ACLF。

目前已有多位学者探讨 HEV 对慢性肝病患者病情加重的机制，主要有两种：一方面 HEV 可直接破坏或通过诱发免疫反应加重对肝细胞的损伤，也可作为一种诱发因素，通过刺激机体免疫系统产生炎症因子如 TNF-α、IL-6 等进一步加重对肝细胞的损伤。

ACLF 患者一经确诊存在 HBV 感染，应立即给予抗病毒治疗，推荐使用强效抗病毒药物，如替诺福韦或恩替卡韦等快速起效抗病毒药物。急性戊型肝炎多为自限性，通常以对症支持治疗为主，不需要抗病毒治疗，但在有慢加急性肝衰竭危险因素的患者中，需要药物干预。目前还没有批准用于治疗急性戊型肝炎的药物，有研究报告，重型戊型肝炎（肝衰竭）患者接受利巴韦林治疗可快速清除 HEV 和肝酶复常，皮质类固醇治疗重型戊型肝炎（肝衰竭）患者可减缓肝衰竭进展，但是对于存在肝衰竭的患者，往往合并腹腔感染严重并发症，应慎重使用皮质类固醇药物。

谢尧教授病例点评

有乙型肝炎病史或 HBsAg 携带史的人群是急性戊型肝炎发病的高风险人群。重叠 HEV 感染可导致 CHB 患者病情加重，甚至进展为肝衰竭。本病例的难点在于早期病情评估，对重症患者进行病情评估至关重要，直接影响医生对治疗决策的选择及结局的预判。本例患者 AARC 评分为肝衰竭 1 级，给予积极的乙肝抗病毒同时进行

综合内科治疗后，肝衰竭得以纠正。HEV 感染在我国呈逐渐上升的流行趋势，患有慢性肝病尤其是慢性乙型肝炎患者重叠 HEV 感染越来越常见，重叠 HEV 感染后患者病情加重，并发症多，预后差。因此应加强慢性肝病患者 HEV 感染的预防，注意食品卫生及手卫生。另外 HEV 疫苗在中国已经开发并正在使用，慢性肝病患者作为高危人群可考虑接种 HEV 疫苗。

【参考文献】

1. SARIN S K，CHOUDHURY A，SHARMA M K，et al. Acute-on-chronic liver failure：consensus recommendations of the Asian Pacific association for the study of the liver（APASL）：an update. Hepatologyinternational，2019，13（4）：353-390.
2. 中华医学会肝病学分会 . 戊型肝炎防治共识 . 中华肝脏病杂志，2022，30（00）：1-12.
3. NASIR M，WU G Y. HEV and HBV dual infection：a review. Journal of Clinical and Translational Hepatology，2020，8（3）：313.

（路遥　郝红晓　整理）

病例 12　慢性丙型肝炎合并原发性胆汁性胆管炎

病历摘要

【基本信息】

患者，男性，52 岁，主因“发现肝功能异常 9 个月”于 2021 年 11 月 24 日入院。

现病史：患者 9 个月前（2021 年 2 月）体检发现肝功能异常，ALT 127 U/L，AST 93 U/L，TBIL 16.6 μmol/L，GGT 151 U/L，ALP 121 U/L，ALB 41.7 g/L；血常规：WBC 3.88×10^9/L，NE% 28%，RBC 4.34×10^{12}/L，HGB 146 g/L，PLT 105×10^9/L；患者无腹胀、纳差、尿黄等不适，给予五脂滴丸、水飞蓟宾、甘草酸二铵保肝治疗，至 2021 年 3 月 1 日复查肝功能：ALT 132 U/L，AST 99 U/L，TBIL 14.3 μmol/L，GGT 185 U/L，ALB 43.9 g/L；乙型肝炎病毒标志物阴性，继续服用上述药物。2021 年 5 月 20 日至北京某医院查腹部超声：轻中度脂肪肝，胆囊结石，胆囊壁毛糙，脾内钙化灶。2021 年 6 月份起，停用上述药物，改为复方甘草酸苷片抗炎保肝治疗，2021 年 11 月 1 日当地医院查肝功能：ALT 118 U/L，AST 104 U/L，TBIL 16.29 μmol/L，GGT 184 U/L，ALP 152 U/L，ALB 43.24 g/L，余正常；血脂正常。入院前一天就诊我院门诊，为进一步明确病因收住院。病程中患者无反复鼻出血、牙龈出血、皮肤瘙痒、大便发白等不适，目前患者精神、饮食、睡眠尚可，近期体重无明显变化。

既往史：平素健康状况良好，否认高血压、冠心病、糖尿病病史，否认其他传染病病史，否认食物、药物过敏史，31 年前因外伤导致肠破裂穿孔，行外科手术治疗，术中有输血史。

个人史：否认吸烟及饮酒史，否认遗传病病史、其他传染病病史、肿瘤史、冠心病病史、高血压病史及糖尿病病史。

【体格检查】

体温 36.3 ℃，血压 122/83 mmHg，脉搏 78 次 / 分，呼吸 18 次 / 分，神志清，精神正常，正常面容，全身皮肤黏膜及巩膜无黄染，肝掌阴性，蜘蛛痣阴性，全身浅表淋巴结未触及异常肿大。双肺呼吸音清，心律齐，各瓣膜听诊区未闻及病理性杂音，腹部平坦，见两条纵行陈旧性手术瘢痕，全腹无压痛及反跳痛，腹部未触及包块，肝、脾、胆囊未触及，Murphy 征阴性，肝浊音界无缩小，移动性浊音阴性，双下肢无水肿，扑翼样震颤及踝阵挛阴性。

【辅助检查】

血常规：WBC 3.97×10^9/L，NE% 30.70%，NE 1.22×10^9/L，LY% 56.70%，PLT 94.0×10^9/L。肝功能：ALT 115.7 U/L，AST 81.7 U/L，ALB 37.8 g/L，A/G 0.9，GGT 132.0 U/L，ALP 129.7 U/L，TBA 12.3 μmol/L；肿瘤系列：AFP 142.22 ng/mL，余正常；特种蛋白：IgG 24.10 g/L，C3 0.61 g/L，CER 0.21 g/L，RF 33 IU/mL，余正常；丙型肝炎病毒抗体 12.40 S/CO；肾功能、电解质、血糖、血脂、凝血功能、辅助性 T 细胞亚群均大致正常；乙型肝炎病毒标志物，TORCH 三项，EBV-IgM，甲型、丁型、戊型肝炎病毒抗体和自身免疫肝病抗体均阴性；ENA 谱：Ro-52（+），AMA-M2（+），余阴性；自身免疫肝病抗体谱（免疫印迹法）：Ro-52（+），AMA-M2 IgG（+），余阴性；大便常规正常，大便潜血试验阴性；（血）巨细胞病毒核

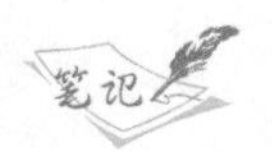

酸＜5.0×10^{2}copies/mL；异型淋巴细胞2%；（全血）EB病毒核酸3.36×10^{3}copies/mL；（血清）EB病毒核酸＜4.0×10^{2}copies/mL；腹部超声：肝大，肝弥漫性病变伴脂肪变，胆囊壁毛糙，胆囊结石，脾内钙化灶；门脉、肝动脉、肝静脉下腔静脉超声：未见明显异常；腹部增强MRI：肝实质弥漫信号异常，考虑肝实质炎症可能性大，脾大，胆囊结石，右肾小囊肿。

【诊断】

慢性丙型肝炎，原发性胆汁性胆管炎？胆囊结石。

【治疗经过】

入院后予复方甘草酸苷、还原型谷胱甘肽常规保肝治疗，11月29日复查肝功能：ALT 66.7 U/L，AST 52.2 U/L，ALB 37.0 g/L，A/G 1.0，GGT 111.6 U/L，ALP 122.5 U/L，TBA 19.8 μmol/L，Pre-A 101.0 mg/L，余正常；丙型肝炎病毒定量1.17×10^{6} IU/mL；HCV基因型为2a型，明确诊断为慢性丙型肝炎，因患者GGT、ALP及IgG升高，AMA-M2 IgG阳性，不除外合并原发性胆汁性胆管炎，故于11月30日行肝组织活检术，病理：肝活检组织一条，汇管区18个，肝板排列欠规整，肝细胞胞浆疏松化，局部肝细胞气球样变，小叶内肝细胞弥漫性大泡及小泡性脂肪变性，约占50%，肝小叶内散发较多点灶状坏死，可见桥接坏死形成，肝窦内较多淋巴细胞浸润，窦细胞反应活跃，中央静脉轻度炎；汇管区中度扩大，大量淋巴细胞及少量浆细胞浸润，局部见淋巴滤泡形成，中度界面炎，间质纤维组织增生，纤维间隔形成，可见桥接纤维化，小叶结构紊乱；汇管区胆管损伤，胆管上皮细胞间可见淋巴细胞浸润，部分胆管缺失，周边部细胆管反应性增生，周围肝细胞内胆盐淤积及少量铜沉积。免疫组化：CD10（+），

CD38（+），CK19（+），CK7（+），HBsAg（-），HBcAg（-），Mum-1（+），Pre-S1（-）。特殊染色结果：D-PAS（-），Masson（+），PAS（+），Timm（+），网织纤维（+），铜染色 - 罗丹宁（少量+），铁染色（-）。病理诊断：①结合临床检验结果，符合慢性丙型肝炎伴脂肪变性（F2G3S3+）；②小叶间胆管损伤、缺失，不除外合并原发性胆汁性胆管炎早期病变，故明确诊断为慢性丙型肝炎，原发性胆汁性胆管炎，12 月 2 日启动索磷布韦 / 维帕他韦抗丙型肝炎病毒治疗，同时加熊去氧胆酸（750 mg/d）促进胆汁代谢治疗，12月6日复查肝功能：ALT 44.2 U/L，AST 33.9 U/L，ALB 37.0 g/L，A/G 1.0，GGT 94.9 U/L，ALP 109.6 U/L，TBA 58.1 μmol/L，Pre-A 129.1 mg/L；AFP 147.97 ng/mL。2021 年 12 月 8 日好转出院。

【随访】

出院后患者坚持口服索磷布韦 / 维帕他韦抗丙型肝炎病毒、熊去氧胆酸（750 mg/d）增加胆汁分泌等治疗，无不适主诉，服用索磷布韦 / 维帕他韦 4 周后复查超敏 HCV RNA 低于检测下限，服用索磷布韦 / 维帕他韦 12 周后停药，坚持口服熊去氧胆酸，至 2022 年 3 月 29 日复查血常规：WBC 4.0×10^9/L，NE% 43.0%，NE 1.72×10^9/L，LY% 48.0%，PLT 120.0×10^9/L；肝功能：ALT 39 U/L，AST 41 U/L，ALB 48.1 g/L，A/G 1.1，GGT 38 U/L，ALP 139 U/L，TBA 45 μmol/L，Pre-A 222.6 mg/L；AFP 14.6 ng/mL；腹部超声：肝弥漫性病变，胆囊壁毛糙，胆囊多发结石。

病例分析

丙型肝炎是由丙型肝炎病毒（hepatitis C virus，HCV）感染引

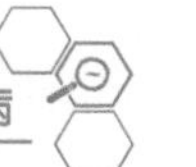

起的以肝损伤为主的传染性疾病，HCV 主要经血液或血制品或不安全注射、性接触、母婴传播等感染人体，可引起急性或慢性感染。HCV 急性感染通常没有症状，且大都不会危及生命。约有 30% 的感染者不经任何治疗即可在感染 6 个月之内自行清除病毒，其余 70% 感染者会发展到慢性 HCV 感染，可导致肝脏慢性炎症坏死和纤维化，部分患者可发展为肝硬化甚至肝细胞癌。

本例患者为中年男性，无长期大量饮酒史，无乙型肝炎家族聚集现象，但是 31 年前有明确的外伤导致肠破裂穿孔病史，行外科手术治疗，术中有输血史，本次因发现肝功能异常于 9 月就诊我院，入院前外院常规保肝治疗效果一直不佳，一直未查过丙型肝炎病毒抗体。入院后常规筛查丙型肝炎病毒抗体阳性，进一步查 HCV RNA 定量高，明确诊断为慢性丙型病毒性肝炎。目前只要 HCV RNA 阳性，不论是急性还是慢性丙型病毒性肝炎均需要抗病毒治疗。慢性 HCV 感染者的抗病毒治疗已经进入直接抗病毒药物（directant-acting iviral agents，DAAs）的泛基因型时代。在开始 DAAs 抗病毒前，首先要明确丙型肝炎病毒基因分型，根据基因型选择适合的药物。优先推荐无干扰素的泛基因型方案，其在已知主要基因型和主要基因亚型的 HCV 感染者中都能达到 90% 以上的持续病毒学应答（sustained virological response，SVR）。

本例患者入院后查肝功能还发现 GGT、ALP 升高，IgG 也升高，进一步化验 AMA-M2 阳性，为除外患者同时合并原发性胆汁性胆管炎，行肝脏穿刺活检术，病理提示小叶间胆管损伤、缺失，不除外合并原发性胆汁性胆管炎（primary biliary cholangitis，PBC）早期病变，结合临床和化验结果，确诊患者同时合并 PBC。自身免疫性肝病合并 HCV 感染的病例鲜有报道，2020 年，Takakusagi S 等报道应用

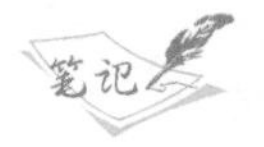

格卡瑞韦/哌仑他韦治疗一名74岁慢性丙型肝炎（chronic hepatitis C，CHC）合并PBC的女性患者，格卡瑞韦/哌仑他韦迅速改善该患者的血清转氨酶和HCV RNA水平，治疗24周实现了持续的病毒应答，IgG和ANA水平恢复正常，也未观察到不良反应，10个月进行的第二次肝活检显示活动性肝炎有显著改善。2021年，国内学者报道了一例原发性胆汁性胆管炎–自身免疫性肝炎（auto immune hepatitis，AIH）重叠综合征患者长期使用糖皮质激素和免疫抑制剂联合熊去氧胆酸方案治疗，后因肝功能反复异常、乏力加重就诊，确诊合并HCV感染。启动12周的索磷布韦/维帕他韦联合利巴韦林抗病毒治疗后，于第12、24周复查HCV RNA均低于检测下限。确认治愈后再次针对PBC-AIH重叠综合征行免疫抑制剂治疗，患者病情稳定。

本例患者HCV基因型为2a型且无肝硬化，结合文献报道和患者的实际情况，启动12周的索磷布韦/维帕他韦（每片含索磷布韦400 mg，维帕他韦100 mg）抗丙型肝炎病毒治疗方案。慢性HCV感染者抗病毒治疗目标是清除HCV，获得治愈，清除或减轻HCV相关肝损害和肝外表现，逆转肝纤维化，阻止进展为肝硬化、失代偿期肝硬化、肝衰竭或肝细胞癌，提高患者的长期生存率，改善患者生活质量，预防HCV传播。本例患者在抗病毒治疗4周、12周和24周复测超敏HCV RNA均低于检测下限，已达到SVR。

谢尧教授病例点评

本例患者为中年男性，发现肝功能异常9个月，外院超声提示轻中度脂肪肝，常规保肝治疗肝功能一直不能恢复正常，并未进一

步引起门诊医生的重视。就诊我院后询问病史得知多年前有明确外伤手术史及输血史，高度怀疑患者 HCV 感染，筛查丙型肝炎病毒抗体阳性，进一步化验 HCV RNA 定量升高，确诊为 CHC，同时，还发现本例患者 GGT、ALP 和 IgG 升高，进一步化验 AMA-M2（+），为明确 AMA-M2（+）是 HCV 感染所致，还是本例患者同时合并 PBC，行肝脏穿刺活检术，病理明确诊断慢性丙型肝炎伴脂肪变性，小叶间胆管损伤、缺失，不除外合并原发性胆汁性胆管炎早期病变，临床明确诊断为 CHC 合并 PBC，给予索磷布韦 / 维帕他韦联合熊去氧胆酸的治疗方案，患者已达到 SVR，同时治疗过程中未发生任何不良反应。本例病例提醒临床医生，对于反复肝功能异常，常规保肝治疗不佳的患者，仍需要首先除外病毒性肝炎，特别是慢性乙型肝炎和慢性丙型肝炎；同时本例病例也为 PBC 伴发 CHC 的诊疗提供了一定的参考。

【参考文献】

1. 中华医学会肝病学分会，中华医学会感染病学分会 . 丙型肝炎防治指南（2019 年版）. 临床肝胆病杂志，2019，35（12）：2670-2686.
2. European Association for the Study of the Liver. EASL recommendations on treatment of hepatitis C 2018. J Hepatol，2018，69（2）：461-511.
3. TAKAKUSAGI S，TAKAGI H，YOKOYAMA Y，et al. Successful treatment with glecaprevir/pibrentasvir for chronic hepatitis C complicated by primary biliary cholangitis. Clin J Gastroenterol，2020，13（5）：896-901.
4. 崔娜娜，马雄，王绮夏 . 原发性胆汁性胆管炎 – 自身免疫性肝炎重叠综合征伴发丙型肝炎病毒感染一例 . 中华传染病杂志，2021，39（5）：304-305.

（路遥　常敏　整理）

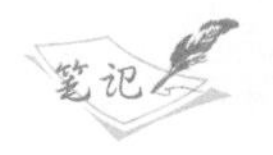

病例 13　丙型肝炎合并淋巴瘤的抗病毒治疗

病历摘要

【基本信息】

患者，男性，29 岁，主因“发现丙型肝炎病毒感染及脾门部占位 10 个月余”于 2020 年 9 月 24 日就诊于门诊。

现病史：患者2019年11月体检发现HCV抗体阳性，腹部超声提示脾门部占位，因无明显症状，且肝功能正常，未系统诊治。2020 年 6 月，患者因腹部疼痛，于外院行腹腔肿块穿刺活检，确诊为弥漫大 B 细胞淋巴瘤Ⅳ -B 期。依据淋巴瘤细胞免疫组化结果，患者于 2020 年 6 月 29 日开始应用 R-CHOP 方案（利妥昔单抗、环磷酰胺、多柔比星、长春新碱、地塞米松）免疫化疗 4 个周期。2020 年 9 月 9 日，患者 4 个周期化疗结束，疗效评价为部分缓解。拟于 2020 年 10 月 13 日进行 R-ECHOP 方案（利妥昔单抗、依托泊苷、环磷酰胺、表柔比星、长春新碱、甲泼尼松龙）继续治疗。由于患者丙型肝炎病毒抗体为阳性，考虑其弥漫大 B 细胞淋巴瘤不除外与丙型肝炎病毒感染有关，并且免疫化疗可能诱发丙型肝炎活动，增加肝损伤风险，因此外院医生建议患者来我院就诊。患者自发病以来，精神、食欲、睡眠可，二便正常，体重无明显变化。

既往史：有左前臂骨折手术史、扁桃体摘除术史，无输血史，否认高血压、冠心病、糖尿病病史，否认其他传染病病史，否认食

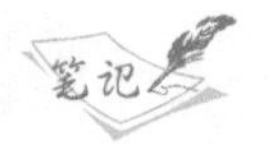

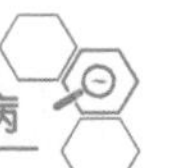

物及药物过敏史。

个人史：无冶游史，有吸烟史，目前已戒，否认饮酒史。

【体格检查】

体温 36.4 ℃，血压 130/80 mmHg，脉搏 80 次 / 分，呼吸 20 次 / 分。皮肤黏膜、巩膜无黄染，颈部、腋窝及腹股沟可触及多个肿大淋巴结，最大约 2 cm × 2 cm，双肺呼吸音清，心律齐，未闻及杂音，肝脏肋下未触及，脾脏肋下可触及 4 cm，腹腔移动性浊音阴性。

【辅助检查】

HCV RNA 1.1×10^7 IU/mL，丙型肝炎病毒基因分型 1b 型，乙型肝炎病毒表面抗原阴性，血常规、肝功能及血生化指标均在正常范围。

【诊断】

慢性丙型病毒性肝炎，弥漫大 B 细胞淋巴瘤。

【治疗经过】

由于该患者感染的 HCV 基因分型为 1b 型，依据我国指南，可应用于无肝硬化基因 1b 型 HCV 感染的初始患者的 DAAs 方案包括：索磷布韦 / 雷迪帕韦（sofosbuvir/ledipasvir，SOF/LDV）、索磷布韦 / 维帕他韦（sofosbuvir/velpatasvir，SOF/VEL）、奥比他韦 / 帕立瑞韦 / 利托那韦 + 达塞布韦（ombitasvir/paritaprevir/ ritonavir+dasabuvir，OBV/PTV/r+DSV）、格卡瑞韦 / 哌仑他韦（glecaprevir/pibrentasvir，GLE/PIB）、格拉瑞韦 / 艾尔巴韦（grazoprevir/elbasvir，GZR/EBR）。那么，如何选择合适的方案，避免与患者免疫化疗 R-ECHOP 方案中的药物发生药物相互作用（drug-drug interaction，DDI）呢？我们将上述药物逐一在利物浦大学药物相互作用网站（http://www.hep-druginteractions.org/）进行查询，除了未检索到表柔比星之外，

其他药物之间的DDI结果见表13-1，显示SOF/LDV与R-ECHOP方案的DDI风险较小。但是，表柔比星与DAAs之间的DDI尚不明确，因此，我们联系了利物浦大学药物相互作用网站的相关专家，一起分析了表柔比星在体内的代谢途径及与DAAs可能的相互作用。

除了要考虑患者DAAs与免疫化疗方案中药物之间的DDI，还需要考虑DAAs与其化疗常用辅助治疗药物（如苯海拉明和奥美拉唑）之间的DDI。通过利物浦大学药物相互作用网站中的查询，上述5种DAAs中只有SOF/LDV可以最大限度地避免与化疗常用辅助治疗药物的DDI。

综上所述，我们最终选择了SOF/LDV方案治疗患者HCV感染。患者在结束第2个周期的R-EPOCH免疫化疗后，开始接受SOF/LDV每日1片治疗，治疗期间患者肝功能指标未见异常，治疗4周时复查HCV RNA＜50 IU/mL，完成12周SOF/LDV治疗，再次复查HCV RNA低于检测下限。

表13-1 直接抗病毒药物与本例患者淋巴瘤治疗药物相互作用的查询和咨询结果

	SOF/LDV	SOF/VEL	OBV/PTV/r+DSV	GLE/PIB	GZR/EBR
利妥昔单抗	无相互作用	无相互作用	无相互作用	无相互作用	无相互作用
依托泊苷	无相互作用	无相互作用	潜在相互作用	无相互作用	无相互作用
环磷胺	无相互作用	无相互作用	潜在相互作用	无相互作用	无相互作用
长春新碱	无相互作用	潜在相互作用	潜在相互作用	无相互作用	潜在相互作用
甲泼尼松龙	无相互作用	无相互作用	潜在相互作用	无相互作用	无相互作用
表柔比星[a]	潜在相互作用	潜在相互作用	无相互作用	潜在相互作用	潜在相互作用

注：[a]与利物浦大学药物相互作用网站的相关专家咨询的结果

【随访】

停药12周再次复查HCV RNA（超敏）保持低于检测下限。

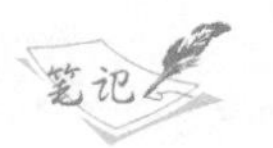

病例分析

慢性 HCV 感染不仅可引起肝硬化和肝癌，还与非霍奇金淋巴瘤的发病有关。本病例报道了 1 例 CHC 合并弥漫大 B 细胞淋巴瘤（diffuse large B-cell lymphoma，DLBCL）患者的诊治经过。该患者为青年男性，抗 -HCV、HCV RNA 均阳性，诊断 CHC 明确，符合我国《丙型肝炎防治指南（2019 年版）》抗病毒治疗指征。但是由于患者诊断 DLBCL，正在进行 R-ECHOP 方案免疫化疗，因此如何把握抗 HCV 治疗时机和 DAAs 治疗方案的选择是该患者治疗中面临的主要问题。

有文献报道，HCV 感染的 DLBCL 患者免疫化疗期间出现肝损伤和丙型肝炎活动的风险较高。日本一项研究显示，HCV 阳性 DLBCL 患者接受含利妥昔单抗方案免疫化疗后 3 ～ 4 级肝毒性的发生率明显高于 HCV 阴性患者（27.0% *vs.* 3.0%，$P < 0.001$）；HCV 阳性患者接受免疫化疗 1 个月后 HCV RNA 水平从治疗前 1001 kIU/mL 升高到 3187 kIU/mL（$P = 0.006$）。Haggag 等研究显示，利妥昔单抗治疗的 DLBCL 患者中，HCV 阳性者治疗期间肝炎发作比例明显高于 HCV 阴性者（40.0% *vs.* 9.3%，$P < 0.001$），35 例 HCV 阳性者中 11 例（34.2%）被证实为 HCV 再激活。Hosry 等研究显示，HCV 感染的 DLBCL 患者中早期（诊断 DLBCL 前）抗病毒经治者与从未经过治疗的患者相比总生存期明显延长［39（26 ～ 56）个月 *vs.* 16（6 ～ 41）个月，$P = 0.02$］，说明抗 HCV 治疗可提高患者的总体生存率，改善预后。

在选择治疗方案时我们需要考虑 DAAs 与免疫化疗药物及化疗常用辅助治疗药物间的 DDI 有可能增加药物毒性或降低疗效。

Persico 等报道 20 例 HCV 阳性 DLBCL 患者在进行免疫化疗的同时进行 DAAs 治疗，结果显示，接受 DAAs 治疗的患者与未接受的患者免疫化疗期间的不良事件发生率相当，但 1 年无病生存率显著优于未接受 DAAs 治疗的历史对照患者（95.0% *vs.* 67.1%，$P = 0.036$）。Merli 等对意大利和法国 23 个医疗中心 47 例 HCV 感染的 DLBCL 患者在抗肿瘤治疗同时或序贯 DAAs 治疗的回顾性分析结果显示，免疫化疗同时或序贯 DAAs 治疗的患者抗病毒疗效相当，DAAs 耐受性均良好，但免疫化疗同时 DAAs 治疗的患者治疗期间肝损伤发生风险低于免疫化疗后序贯 DAAs 治疗的患者（12.5% *vs.* 61.0%，$P = 0.02$）。为了最大限度地减少 DDI 对患者的影响，我们将可选择的 DAAs 方案与患者免疫化疗 R-ECHOP 方案中的药物及化疗常用辅助治疗药物逐一在利物浦大学药物相互作用网站进行查询，与临床药师共同讨论，并与利物浦大学药物相互作用网站的相关专家取得联系，一起对本例患者的免疫化疗药物和 DAAs 间的 DDI 风险进行评估，最终选择 DDI 风险最小的索磷布韦 / 雷迪帕韦方案治疗 HCV 感染。

对于本病例，我们分析患者 DLBCL 的发生可能与 HCV 感染有关，免疫化疗的同时进行 DAAs 治疗是安全有效的，且抗 HCV 治疗可降低化疗期间肝损伤发生的风险，并能改善 DLBCL 的预后。鉴于此，我们建议患者在免疫化疗的同时尽早接受索磷布韦 / 雷迪帕韦方案抗 HCV 治疗。在肝病科、血液科和临床药学多学科团队的共同努力下，该患者在淋巴瘤免疫化疗的同时顺利完成了抗 HCV 治疗，并达到 SVR。治疗期间无 DDI 和严重肝毒性事件发生。

邢卉春教授病例点评

患者青年男性，诊断丙型肝炎合并淋巴瘤明确，经过 DAAs 抗病毒治疗获得痊愈。本病例给我们两点启示：首先是在丙型肝炎基础上合并淋巴瘤的病例临床上并不少见，这与丙型肝炎本身会增加淋巴瘤发生风险有关，对于临床上合并淋巴瘤的患者要注意丙型肝炎的筛查。对于丙型肝炎合并淋巴瘤患者的抗丙肝病毒治疗，既往国内报道多在化疗间歇进行抗病毒治疗，但本例患者由于病情需要在化疗同时进行抗病毒治疗，本例患者在化疗的同时顺利完成了抗病毒治疗，是本病例的特色之一。本病例的另一特色是 DAAs 治疗过程中与化疗药物相互作用的筛查。本例患者采用化疗方案复杂，在治疗过程中将 DAAs 与其他药物进行一一比对，对于利物浦大学药物相互作用网站不能查询到 DDI 的药物，采用与利物浦大学药物相互作用网站沟通的方式明确了 DDI，保障了抗病毒治疗与化疗的顺利进行，给临床提供了很好的借鉴。

【参考文献】

1. 中华医学会肝病学分会，中华医学会感染病学分会．丙型肝炎防治指南（2019 年版）．中华肝脏病杂志，2019，27（12）：962-979.
2. HAGGAG R，ABU-TALEB F，KHALED H M. Rituximab-induced hepatitis C virus reactivation in HCV-positive patients with diffuse large B-cell lymphoma. J Clin Oncol，2016，34（suppl 15）：abstr e19039.
3. HOSRY J，MAHALE P，TURTURRO F，et al. Antiviral therapy improves overall survival in hepatitis C virus-infected patients who develop diffuse large B-cell lymphoma. Int J Cancer，2016，139（11）：2519-2528.
4. PERSICO M，AGLITTI A，CARUSO R，et al. Efficacy and safety of new direct

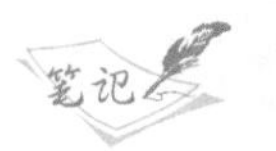

antiviral agents in hepatitis C virus-infected patients with diffuse large B-cell non-Hodgkin' s lymphoma. Hepatology，2018，67（1）：48-55.

5. MERLI M，FRIGENI M，ALRIC L，et al. Direct-acting antivirals in hepatitis C virus-associated diffuse large B-cell lymphomas. Oncologist，2019，24（8）：e720-e729.

6. 王倩，刘晨，段方方，等 . 丙型肝炎合并淋巴瘤患者免疫化疗与抗病毒治疗管理实践与研究 . 药物不良反应杂志，2021，23（9）：1-4.

（程丹颖　纪世博　整理）

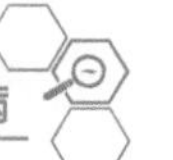

病例 14 丙型肝炎肝硬化抗病毒治疗

病历摘要

【基本信息】

患者，女性，55 岁，主因“间断乏力、纳差 2 年余、伴 HCV RNA 复阳 14 个月”于 2015 年 2 月入院。

现病史：患者 2 年前（2012 年 8 月）因慢性胆囊炎急性发作拟行手术治疗，外院检查发现丙型肝炎病毒抗体阳性，肝功能轻度异常（ALT 64 U/L，AST 78.1 U/L，TBIL 10.8 μmol/L），伴间断乏力、纳差，无其他不适，到我院就诊，查 HCV RNA 7.48×10^6 IU/mL，基因型为 1b 型，乙型肝炎病毒表面抗原阴性，自身抗体 ANA 弱阳性（胞浆颗粒型 1∶100），血常规：WBC 3.84×10^9/L，RBC 3.86×10^{12}/L，HGB 126.4 g/L，PLT 66.9×10^9/L，彩超提示肝实质回声偏粗、脾厚，诊断为丙型肝炎肝硬化代偿期，遂于 2012 年 8 月 28 日开始 peg-IFN α-2b 注射液 50 μg 皮下注射，每周 1 次，联合利巴韦林（900 mg/d）分次口服抗病毒治疗。12 周后查 HCV RNA ＜ 15 IU/mL，用药期间曾出现白细胞、血红蛋白、血小板下降，贫血较前加重，将利巴韦林逐渐减量至 500 mg/d，48 周时（2013 年 7 月）复查，HCV RNA 保持为低于检测下限，抗病毒治疗至总疗程达 60 周，停止治疗时 HCV RNA 保持为低于检测下限，但停止治疗后 2 个月（2013 年 12 月）复查 HCV RNA 7.62×10^4 copies/mL，为进一步诊治再次入院。自发病以来，精神、食欲、睡眠可，二便正常，体重无明显变化。

既往史：自述17年前于当地诊断干燥综合征、未分化脊柱炎，未系统治疗。有胆囊结石、胆囊炎病史15年。既往胃镜提示食管炎、慢性浅表性胃炎，既往诊断颈椎椎间盘突出。有高血压病史，目前服用苯磺酸左旋氨氯地平片每天1次，每次1片。否认输血、静脉吸毒、拔牙史，否认冠心病、糖尿病病史，否认其他传染病病史，否认食物、药物过敏史。母亲患肝硬化、腹水，具体原因不详，否认家族遗传病史、肿瘤史、冠心病、高血压病史及糖尿病病史。

个人史：无地方病疫区居住史，无传染病疫区生活史，无冶游史，无吸烟史，否认饮酒史。

【体格检查】

体温36.5 ℃，血压135/85 mmHg，脉搏82次/分，呼吸19次/分。神志清楚，皮肤、巩膜无黄染，心肺检查无异常，腹部平坦，无腹壁静脉曲张，未见腹部手术瘢痕。腹软，无压痛及反跳痛，无腹肌紧张。肝脾肋下未触及，未触及腹部肿块，移动性浊音阴性。

【辅助检查】

丙型肝炎病毒抗体11.3 S/CO，HCV RNA 6.74×10^6 IU/mL；肝功能：ALT 30.8 U/L，AST 47.2 U/L，TBIL 14.1 μmol/L，GGT 61.1 U/L，TBA 11.0 μmol/L；AFP 17.0 ng/mL；血常规：WBC 3.45×10^9/L，RBC 4.26×10^{12}/L，HGB 133.8 g/L，PLT 60.8×10^9/L；PTA 92.0%；自身免疫性肝病相关抗体检测：ANA弱阳性（胞浆颗粒型1∶100）；辅助性T细胞亚群：$CD3^+$ 733个/μL，$CD3^+CD8^+$ 291个/μL，$CD3^+CD4^+$ 427个/μL；腹部彩超示肝脏弥漫性病变，胆囊壁毛糙，胆囊结石，脾大；腹部增强CT示肝硬化？脾大（4.8 cm × 12.4 cm），胆囊结石。

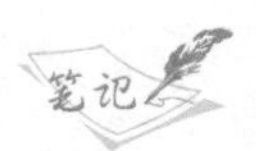

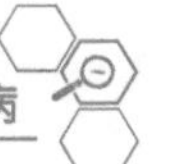

【诊断】

丙型肝炎肝硬化活动性代偿期，脾功能亢进，高血压病。

【治疗经过】

患者 HCV RNA 复阳后再次查丙型肝炎病毒基因分型，仍为 1b 型，且患者否认再次丙型肝炎病毒暴露史，因此考虑为丙型肝炎病毒感染复发，但患者拒绝再次使用干扰素。根据当时治疗丙型肝炎病毒的药物进展，国际上已经有直接作用的抗病毒药物应用于临床。遂于 2015 年 2 月开始口服来迪派韦 + 索磷布韦复方制剂抗病毒治疗，1 个月后复查血液 HCV RNA 为低于检测下限，肝功能：ALT 23.1 U/L，AST 24 U/L，TBIL 12.8 μmol/L，血常规：WBC 3.41×10^9/L，RBC 4.2×10^{12}/L，HGB 132 g/L，PLT 72.4×10^9/L。考虑到患者为代偿期丙型肝炎肝硬化、曾经用过干扰素治疗，且不能耐受利巴韦林的治疗，故治疗疗程设为 24 周。2015 年 8 月结束治疗，过程顺利，其间肝功能稳定、血常规无明显变化，也未出现其他不良反应。抗病毒治疗期间患者继续维持其苯磺酸左旋氨氯地平片降血压治疗。治疗结束后 3 个月（2015 年 12 月）复查，HCV RNA 仍低于检测下限，肝功能正常（ALT 28.3 U/L，AST 19.3 U/L，TBIL 15.2 μmol/L，GGT 17.6 U/L，TBA 4.1 μmol/L，AFP 3.2 ng/mL），血常规正常（WBC 4.09×10^9/L，RBC 4.57×10^{12}/L，HGB 137.7 g/L，PLT 82.8×10^9/L）。

【随访】

治疗结束 7 年，其间多次复查超敏 HCV RNA（检测下限为 15 IU/mL）均为低于检测下限。肝功能正常、血常规稳定，腹部彩超未提示肝硬化（肝弥漫性病变，胆囊壁毛糙，胆囊结石，门脉血流未见明显异常）。

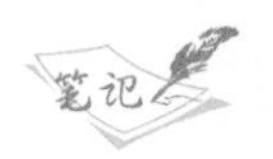

病例分析

HCV 感染是缓慢进展性疾病，如果不进行抗病毒治疗，20 ～ 30 年将有 30% 的患者发展为肝硬化，发展到肝硬化后肝细胞癌（HCC）的年发生率为 2% ～ 4%。失代偿期肝硬化和 HCC 是慢性 HCV 感染者的主要死亡原因。有效的抗病毒治疗可以彻底清除病毒，延缓肝硬化进展，降低肝功能失代偿及 HCC 的发生率，提高生活质量，改善患者预后。

本例患者起病隐匿，否认输血史、静脉吸毒史，其母亲患肝硬化、腹水（具体原因不详），不能排除患者的 HCV 由其母亲传染而来。患者仅偶尔有轻度乏力、纳差，其他症状不明显，在拟行外科手术术前检查才发现 HCV 感染，且已进展到代偿期肝硬化阶段，高病毒载量（10^6 IU/mL）、病毒基因 1b 型。因当时国内尚没有 DAAs，故采用 Peg-IFN 联合利巴韦林（ribavirin，RBV）的标准方案（简称 PR 方案）进行治疗。PR 方案 SVR 率较低，且不良反应较多，尤其是基因 1 型 HCV 感染者属于难治性患者，再加上肝硬化，对 PR 方案的耐受性降低。该患者在应用 PR 方案治疗后 HCV RNA 下降较慢，虽也获得了病毒学完全应答，但不良反应较严重（血常规中白细胞、血红蛋白、血小板三系均明显下降），因此将 RBV 减量以保证患者能继续用药。考虑到该患者为 PR 方案的难治性丙型肝炎肝硬化且 RBV 未用足量，我们建议患者延长 PR 方案治疗至满 60 周疗程以降低复发率。但患者仍然在停止治疗的 2 个月后 HCV RNA 复阳。2015 年拟重新开始抗病毒治疗时，已有靶向于 HCV 生活周期的特异性抗 HCV 的小分子抑制剂——DAAs 应用于临床。DAAs 在无失代偿期肝硬化患者中 SVR 率可达 95% ～ 100%，且药物不良反应少，安全性良好，为难治性丙型肝炎、丙型肝炎肝

硬化、干扰素治疗禁忌和不愿接受干扰素治疗的患者带来了新希望。当时的可选方案有达拉他韦 + 阿舒瑞韦（适用于基因 1b 型）、索磷布韦 + 达拉他韦（适用于全基因型）、索磷布韦 + 来迪派韦（适用于 1 型、4 型、5 型、6 型）、索磷布韦 + 司美匹韦（适用于基因 1 型、4 型）等。因为该患者合并应用了控制高血压的降压药物，因此在选择抗病毒治疗方案时还应兼顾与患者治疗基础疾病的药物之间可能存在的相互影响。经利物浦大学药物相互作用网站查询，发现索磷布韦 + 来迪派韦与患者服用的降血压药物苯磺酸左旋氨氯地平片间没有相互影响，因此为该患者选择了适合治疗基因 1b 型丙型肝炎的来迪派韦 + 索磷布韦复合剂，治疗 24 周，治疗过程顺利，未出现明显药物不良反应，血压控制也未受到影响。患者治疗结束后随访 7 年，多次复查血液中 HCV RNA 均低于检测下限，获得 SVR。美国一项回顾性队列分析显示，DAAs 治疗获得 SVR 的患者与未获得 SVR 患者相比，HCC 发生率降低了 76%。值得注意的是，尽管抗病毒治疗后获得 SVR，HCV 感染相关疾病进展的风险显著降低，但仍不能排除发生 HCC 的风险，尤其是在治疗前已存在明显肝纤维化或已经发展为肝硬化的患者。因此下一步仍需长期随访，以观察 HCV 感染清除的持久性及病毒清除对患者远期预后的影响。

邢卉春教授病例点评

慢性丙型肝炎病毒感染常常很隐匿，患者常没有明显的症状或即使有些非特异的症状也不被患者所重视，经常是在因为其他疾病检查时才被发现，因此 HCV 感染的筛查非常重要。目前 HCV 感染的抗病毒治疗已经有了很大的进步，早年用普通干扰素或 Peg-IFN

单药治疗或联合 RBV 治疗有效率低、复发率高，且不良反应发生率高，尤其是对于肝硬化患者，常常因为不能耐受干扰素或 / 和 RBV 的不良反应而放弃治疗。DAAs 的问世使得绝大多数的 HCV 感染者（包括代偿期及失代偿期肝硬化患者）能获得 HCV 感染的治愈。多数 DAAs 方案需要考虑感染病毒的基因型，该患者为基因 1b 型，选择来迪派韦 + 索磷布韦是合适的，当然也有一些治疗方案适合于所有基因型，如维帕他韦 + 索磷布韦、格卡瑞韦 / 哌仑他韦等。需要特别注意的是，对于失代偿肝硬化患者，选择的方案中应该不包含蛋白酶抑制剂。此外还需要注意 DAAs 与其他药物之间的相互影响。丙型肝炎病毒感染治愈的患者仍需检测肝病是否还有进展或发生肝癌的风险，尤其是已经进展到肝硬化的患者。

【参考文献】

1. 中华医学会肝病学分会，中华医学会感染病学分会 . 丙型肝炎防治指南（2019 年版）. 中华肝脏病杂志，2019，27（12）：962-979.
2. CHENG T S，LIANG P C，HUANG C F，et al. Real-world effectiveness of direct-acting antiviral agents for chronic hepatitis C patients with genotype-2 infection after completed treatment. Kaohsiung J Med Sci，2021，37（4）：334-345.
3. 杨宇晴，徐小元 . 直接抗病毒药物治疗后丙型肝炎相关肝细胞癌的发生与复发 . 中华肝脏病杂志，2022，30（1）：103-106.
4. BELPERIO P S，SHAHOUMIAN T A，LOOMIS T P，et al. Real-world effectiveness of daclatasvir plus sofosbuvir and velpatasvir/sofosbuvir in hepatitis C genotype 2 and 3. J Hepatol，2019，70（1）：15-23.
5. 杨明，饶慧瑛 . 难治性及特殊类型的丙型肝炎病毒感染者的治疗策略 . 中华传染病杂志，2018，36（10）：590-593.

（程丹颖　李赍　温少芳　整理）

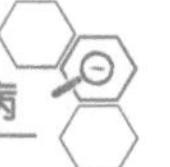

病例 15　戊型病毒性肝炎

病历摘要

【基本信息】

患者，男性，58 岁，主因“恶心、纳差、尿黄 12 天”于 2021 年 6 月 9 日入院。

现病史：患者于 12 天前无明显诱因出现恶心、干呕、纳差、尿黄，并伴有乏力、腹胀，无发热及腹痛、腹泻，无灰白便，无咳嗽、咳痰，无尿频、尿急、尿痛等，6 天前就诊于当地医院，考虑“脾胃不和”予中药治疗 3 天，自觉症状似有减轻，但尿黄加深，2 天前化验生化：ALT 3186 U/L，AST 2111 U/L，TBIL 216.3 μmol/L，DBIL 165 μmol/L，ALB 40 g/L，CHE 6369 U/L，ALP 244 U/L，GGT 296 U/L，TBA 533.4 μmol/L，K^+ 4.1 mmol/L，CREA 75 μmol/L，尿常规：潜血 +、蛋白 +、尿胆原 ++、胆红素 ++++，腹部超声：肝实质回声增粗，胆囊壁增厚，当地医院考虑“肝功能异常、蛋白尿”，建议肝病专科医院就诊。1 天前外院复查肝功能：ALT 2419 U/L，TBIL 237.1 μmol/L，DBIL 185.7 μmol/L，PTA 55.8%，为进一步诊治入我院。自发病以来，患者精神、睡眠尚可，食欲欠佳，尿黄，因进食少未排便，每日有排气，近期体重变化不详。

既往史：动脉硬化、高脂血症病史 3 ～ 4 年，长期服用阿托伐他汀降脂治疗。否认高血压、冠心病、糖尿病病史，否认肝炎及其他传染病史，对青霉素过敏，否认食物过敏史，50 年前因双眼睑下垂行手术治疗。否认外伤史。否认肝炎家族史及遗传病、先天性疾

病等病史。

流行病学史：患者否认近期不洁饮食史，否认传染病患者密切接触史，共同生活者均无类似症状。预防接种史不详。否认输血及血制品史。

个人史：无冶游史，吸烟史 30 年，平均 15 支 / 日，未戒烟。饮酒史 20 余年，平均白酒 50 g/d。

【体格检查】

体温 36.7 ℃，血压 116/81 mmHg，脉搏 90 次 / 分，呼吸 20 次 / 分，患者肝病面容，神志清楚，精神正常，全身皮肤黏膜重度黄染，肝掌阳性，蜘蛛痣阳性，双侧巩膜重度黄染，双肺呼吸音清，心律齐，未闻及杂音，腹部平坦，全腹无压痛及反跳痛，腹部未触及包块，肝、脾、胆囊未触及，Murphy 征阴性，移动性浊音阴性，肝区叩击痛阴性，双下肢无水肿，扑翼样震颤阴性。

【辅助检查】

入院当日（2021 年 6 月 9 日）化验血常规、肾功能、便常规均正常，尿常规：BIL +++ μmol/L，肝功能：ALT 2366.6 U/L，AST 1566.6 U/L，TBIL 259.5 μmol/L，DBIL 223.2 μmol/L，ALB 39.0 g/L。PTA 60.00%。CRP 8.1 mg/L，PCT 0.55 ng/mL，AFP 72.90 ng/mL，戊型肝炎 IgM 抗体阳性，戊型肝炎病毒定量 RNA：4.00×10^5 copies/mL。甲、乙、丙、丁型肝炎病毒学标志物均阴性，EB 病毒 IgM 抗体、巨细胞病毒 IgM 抗体、HIV 抗体、梅毒抗体均阴性，特种蛋白、自身免疫性肝病相关抗体、ENA 谱均阴性。立位腹部 X 线片未见异常。腹部超声示脂肪肝（轻度），胆囊壁毛糙。腹部增强 MRI 示肝多发小囊肿。肝内淋巴淤滞可能性大。肝门区多发肿大淋巴结，后腹膜多发小淋巴结。

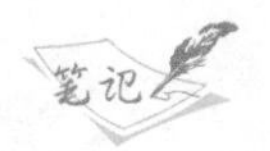

【诊断】

戊型病毒性肝炎，急性黄疸型。

【治疗经过】

予复方甘草酸苷、还原型谷胱甘肽、水飞蓟宾、熊去氧胆酸等保肝、退黄治疗，患者自觉乏力、纳差、尿黄症状较前减轻，1 周后复查肝功能：ALT 247.2 U/L，TBIL 83.4 μmol/L，DBIL 67.3 μmol/L，TP 60.0 g/L，ALB 32.6 g/L，凝血功能：PTA 109.00%，患者转氨酶、胆红素下降，凝血功能恢复正常。继续治疗 12 天后，患者病情好转出院。约3周时（2021年6月28日）化验肝功能：TBIL 32.3 μmol/L，DBIL 26.1 μmol/L，TP 62.8 g/L，ALB 35.3 g/L，ALT 24.5 U/L，AST 17.2 U/L，凝血功能：PTA 103.0%。患者好转出院。

【随访】

出院后继续口服保肝药，1 个月后复查肝功能接近正常（ALT 18.7 U/L，ALT 16.9 U/L，TBIL 20.2 μmol/L，DBIL 10.6 μmol/L），抗HEV IgM阳性，HEV RNA阴性。出院后2个月肝功能完全恢复正常（ALT 10.6 U/L，ALT 17.0 U/L，TBIL 12.2 μmol/L，DBIL 4.4 μmol/L）。再间隔 2 个月、4 个月随访复查肝功能均正常，HEV RNA 阴性，但抗 HEV IgM 仍为阳性。

病例分析

戊型病毒性肝炎是由戊型肝炎病毒（hepatitis E virus，HEV）感染引起的，经粪口途径传播的消化道传染病。临床表现类似于甲型病毒性肝炎，是消化道急性传染病。与甲型病毒性肝炎相比较，戊型病毒性肝炎整体发病存在以下几个特点：①老年男性感染戊型肝

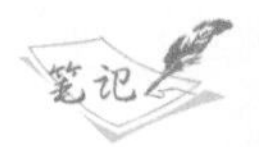

炎病毒后病情较重；②孕妇或者慢性肝病患者，如慢性乙型肝炎或者肝硬化患者感染 HEV 后易发生急性、亚急性或者慢加急性肝衰竭；③戊型病毒性肝炎出现胆汁淤积型肝炎的比率高，约占急性戊型肝炎的 8%；④合并肝外其他系统或者器官损伤的情况相对多见。人群对戊型肝炎病毒普遍易感，免疫功能正常的人感染 HEV 后，可表现为无临床症状的隐性感染者，自身清除 HEV 而自愈，也可表现为有症状的显性感染，即急性戊型肝炎。但近十余年对该病的不断研究发现，在免疫抑制的人群（如接受免疫抑制剂治疗者）中可以形成慢性戊型肝炎，戊型肝炎病毒检出持续超过 3 个月即为慢性戊型肝炎。

本病例患者为典型的急性戊型病毒性肝炎，该患者既往无肝炎病史，平时体检未曾发现明显肝功能异常，本次急性发病，以乏力、纳差、小便黄染为主要病状，并在 10 天内进行性加重，符合急性肝炎的典型临床经过，但临床表现无法确定病因，因此在接诊该患者后，首先要进行病毒性肝炎相关病原学的检查，同时对非嗜肝病毒如 EBV、CMV 等也需进行筛查。该患者抗 HEV IgM（+），血中 HEV RNA 为 4.05×10^5 copies/mL，且排除了其他肝炎病毒及 CMV、EBV 的感染，明确诊断为戊型病毒性肝炎，急性黄疸型。患者入院查体时发现肝掌（+）、蜘蛛痣（+），此为慢性肝病的典型体征。分析其既往史可知，患者有饮酒史，时间长达 20 余年，此外近 4 年因高脂血症长期口服阿托伐他汀降脂治疗，这些均有可能导致患者慢性肝损伤，而这些也是急性戊型肝炎病毒感染后出现显性临床症状的危险因素。该患者经保肝、退黄治疗，症状减轻，黄疸减退，化验肝功能逐渐好转，住院 20 天好转出院。出院后继续随访 1 个月，转氨酶降至正常，随访第 2 个月，胆红素降至正常。对照戊型肝炎发病特点，该病例有如下几个特点：①发病年龄大，说明在未进行

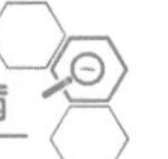

疫苗接种的人群对戊型病毒普遍易感；中国率先研发了戊型肝炎重组疫苗，并于 2011 年 12 月在中国获批上市，这是目前全球唯一上市的戊型肝炎疫苗，其安全性和有效性均较好，注射疫苗 4、5 年后仍有 87% 的患者抗体阳性，能很好地保护易感人群。②出现胆汁淤积，患者转氨酶能迅速恢复，黄疸消退自发病算起经历约 3 个月才完全消退。③关于戊型肝炎病毒感染之后血液中抗体及病原检测变化：该患者入院时抗 HEV IgM（+），同时血液中 HEV RNA 阳性，一个月后复检 HEV RNA 阴转，但抗 HEV IgM 半年随访时仍然阳性。对于少部分急性戊型肝炎患者，其抗 HEV IgM 甚至可以维持阳性长达 1 年。

邢卉春教授病例点评

该病例为一典型的戊型病毒性肝炎病例，但并非所有患者都有明确的流行病学史（如不洁饮食等）。戊型肝炎起病时常常表现为非特异的消化道症状，黄疸前期症状逐渐加重，随着黄疸的出现，症状多数会好转，但也有些患者会出现胆汁淤积。抗 HEV IgM 阳性为病原学诊断的依据，HEV 核酸检测并非必须，但阳性结果更有助于病原学诊断。老年人或孕妇感染戊型肝炎病毒后易重症化或胆汁淤积。该病例为 58 岁男性，病程中 TBIL 升高的同时，伴有 ALP 及 GGT 的明显升高，提示胆汁淤积的存在，经过积极治疗后，相关指标很快下降。戊型肝炎通常表现为急性过程，但近年来研究发现，免疫抑制的患者（如应用抗排异药等）可能会转为慢性感染，需要引起注意。戊型肝炎疫苗可以有效地预防 HEV 的感染，对于易感者，建议积极进行疫苗接种。由于卫生条件的改善及戊肝疫苗的接种，

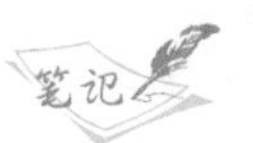

近年来临床见到的戊型肝炎病例有所减少，但仍需要高度重视戊型肝炎的防控。

【参考文献】

1. PÉREZ-GRACIA M T，GARCÍA M，SUAY B，et al. Current Knowledge on Hepatitis E. J Clin Transl Hepatol，2015，3（2）：117-126.

2. European Association for the Study of the Liver. Electronic address：easloffice@easloffice. eu，European Association for the Study of the Liver. EASL Clinical Practice Guidelines on hepatitis E virus infection. J Hepatol，2018，68（6）：1256-1271.

3. PISCHKE S，HARTL J，PAS S D，et al. Hepatitis E virus：infection beyond the liver. J Hepatol，2017，66（5）：1082-1095.

4. ASLAN A T，BALABAN H Y. Hepatitis E virus：epidemiology，diagnosis，clinical manifestations，and treatment. World J Gastroenterol，2020，26（37）：5543-5560.

5. ZHANG J，ZHANG X F，HUANG S J，et al. Long-term efficacy of a hepatitis E vaccine. N Engl J Med，2015，372（10）：914-922.

6. LIU L，LIU Y，DU Y，et al. Analysis of long-term follow-up and examination of pathological liver tissue in chronic hepatitis E. Dig Liver Dis，2016，48（6）：684-686.

7. HORVATITS T，SCHULZE ZUR WIESCH J，LÜTGEHETMANN M，et al. The Clinical Perspective on Hepatitis E. Viruses，2019，11（7）：617.

（欧蔚妮　纪世博　整理）

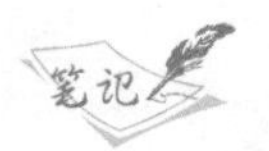

病例 16 失代偿期酒精性肝硬化合并急性乙型肝炎

病历摘要

【基本信息】

患者，男性，51 岁，主因“间断乏力 1 年 9 个月，加重伴尿黄半个月”于 2013 年 3 月收入院。

现病史：患者 1 年 9 个月前出现乏力、腹胀，检查肝功能异常（具体数值不详），HBsAg 阴性，抗 HCV 阴性，腹部超声及 CT 提示肝硬化、门脉高压、脾大、食管胃底静脉曲张、腹水，结合患者长期大量饮酒史，诊断“酒精性肝硬化失代偿期”，之后两次因“腹水”再次住院，给予保肝、利尿等治疗后好转，此后患者戒酒。1 年 3 个月前患者曾出现呕血，行胃镜检查示食管重度静脉曲张，给予曲张静脉组织胶联合聚桂醇注射治疗，出血停止后转外科，行脾切除断流术 + 食管下段横断吻合术。此后患者定期于门诊复查，胆红素正常或轻度异常，间断腹胀，口服利尿剂后好转。近半个月患者无明显诱因出现乏力，上腹胀，恶心，尿色加深如浓茶样，无发热，无腹痛、腹泻，本次发病前未服用特殊药物，未饮酒，检查肝功能：ALT 913.1 U/L，AST 1409.4 U/L，TBIL 120.1 μmol/L，DBIL 86.9 μmol/L，为进一步诊治收入院。本次发病以来，患者精神、饮食量尚可，睡眠正常，尿色加深，尿量正常，大便正常，近期体重无明显变化。

既往史：否认高血压、冠心病、糖尿病病史。否认不洁饮食史，1年余前住院期间有输血史，患者配偶为慢性乙型肝炎患者。

个人史：吸烟史30年，平均40支/天，饮酒史30年，平均饮白酒250 g/d，已戒酒。

【体格检查】

体温36.4 ℃，脉搏70次/分，呼吸20次/分，血压110/70 mmHg。神志清楚，肝病面容，皮肤黏膜颜色轻度黄染，肝掌阳性，蜘蛛痣阳性，未见淤点、淤斑，巩膜中度黄染，双肺呼吸音清，心律齐，腹部平坦，全腹无压痛及反跳痛，肝、胆囊未触及，Murphy征阴性，肝区叩痛阴性，移动性浊音可疑，双下肢无水肿，扑翼样震颤阴性。

【辅助检查】

血常规：WBC 8.83×10^9/L，NE 38.64%，HGB 97.0 g/L，PLT 257×10^9/L。肝功能：ALT 717.6 U/L，AST 976.1 U/L，TBIL 127.4 μmol/L，DBIL 95.7 μmol/L，ALB 27.0 g/L，GLO 45.3 g/L，GGT 249.8 U/L，ALP 153.3 U/L，CHE 3249 U/L，TBA 180.8 μmol/L。电解质：K^+ 3.42 mmol/L，Ca^{2+} 1.94 mmol/L，肾功能、血糖、血氨均正常。凝血功能PT 18.3 s，PTA 41%，INR 1.45，APTT 39.3 s，TT 21.5 s。乙型肝炎五项：HBsAg 3233.29 IU/mL，HBsAb（-），HBeAg 452.05 S/CO，HBeAb（-），HBcAb（+），乙型肝炎核心抗体IgM 34.23 S/CO，HBV DNA 2.01×10^3 IU/mL，丙型肝炎病毒抗体、甲型、丁型、戊型肝炎病毒抗体均阴性。肿瘤系列：AFP 9.0 ng/mL，CEA 17.2 ng/mL，CA199 59.4 U/mL。辅助性T细胞亚群：$CD8^+$ 1143个/μL，$CD4^+$ 1192个/μL。心电图：窦性心律伴短PR间期。胸片未见明显异常。腹部超声：肝硬化伴脂肪变（轻度－不均质

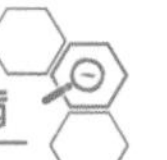

型），胆囊壁厚、毛糙、双边、内透声欠佳、内结石？腹水（少量），不除外门脉高压血流改变，门脉左支不全栓塞。腹部增强 CT：肝硬化，脾切除术后，食管下段及胃底静脉曲张，胃底－森林左肾静脉分流；胆囊炎，胆囊结石。

【诊断】

乙型病毒性肝炎急性黄疸型；酒精性肝硬化失代偿期，腹水，低蛋白血症，食管胃底静脉曲张；脾切除断流术后；轻度贫血；电解质紊乱；胆囊结石。

【治疗经过】

给予复方甘草酸苷、还原型谷胱甘肽、多烯磷脂酰胆碱等保肝、退黄治疗，予维生素 K_1 促进凝血因子生成，补充人血白蛋白，利尿等对症治疗。住院期间患者出现头晕、手抖、血氨升高，考虑肝性脑病，予门冬氨酸鸟氨酸、乳果糖脱氨治疗好转。经治疗，患者肝功能逐渐好转，但 HBV DNA 持续阳性，住院治疗第 4 周时复查 HBsAg 142.77 IU/mL，HBeAg 4.56 S/CO，HBeAb（+），HBV DNA 仍然阳性（1.68×10^2 IU/mL），加用拉米夫定抗病毒治疗。住院治疗第 5 周时肝功能 ALT、AST 正常，TBIL 21.1 μmol/L，PTA 74%，病情好转出院。出院后患者继续服用拉米夫定，门诊随诊，抗病毒治疗 4 个月时复查乙型肝炎五项：HBsAg 0.01 IU/mL，HBsAb 8.76 mIU/mL，HBeAg（－），HBeAb（+），HBcAb（+），HBV DNA 小于 20 IU/mL，抗病毒治疗 5 个月时停用拉米夫定，并给予乙型肝炎疫苗 40 μg 1 次 /2 周 + 胸腺肽 α_1 1.6 mg 2 次 / 周，疗程共 12 周，复查 HBV DNA 持续低于检测下限，疗程 6 周时 HBsAb 201.6 mIU/mL，12 周时 HBsAb 大于 1000 mIU/mL，停止针对乙型肝炎治疗。

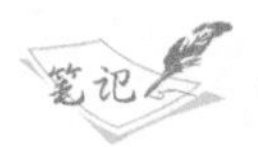

病例分析

近 20 年，我国酒精性肝病发病率呈逐年上升的趋势，在因肝病而住院患者中的占比也是逐年增加。根据部分省份的流行病学调查，40 ～ 49 岁人群的酒精性肝病患病率高达 10% 以上，酒精性肝硬化占所有肝硬化病因构成比在 1999 年为 10.8%，至 2003 年就升至 24.0%，酒精性肝病已成为我国主要的慢性肝病之一。在我科肝硬化住院患者中，酒精性肝硬化约占 1/4，相对于乙型肝炎、丙型肝炎等病毒性肝炎相关肝硬化，酒精性肝病相关的肝硬化治疗困难性大、预后差，其中主要的原因是酒精性肝病患者常常合并有营养不良表现，其低蛋白血症表现得更明显，除了完全戒酒和营养支持治疗，酒精性肝病无其他的特效药物治疗，而糖皮质激素和美他多辛等药物的应用存在着显著的个体差异。

本例患者有明确的饮酒史，饮酒 30 余年，平均每日饮 50 度左右白酒 250 g，1 年 9 个月前即因出现乏力、尿黄、腹胀、双下肢水肿等失代偿肝硬化症状而就医，经化验检查排除了乙型肝炎、丙型肝炎及自身免疫性肝病，无服药史排除药物性肝病，影像检查排除血管胆管狭窄所引起的梗阻性肝病。于本院住院治疗，明确诊断为酒精性肝硬化失代偿期、Child 分级为 C 级，经戒酒、保肝及营养支持治疗好转。1 年 3 个月前食管胃底静脉破裂出血，先后予内镜止血及外科脾切除断流术好转后定期门诊复查。因贫血近一年有间断输血史，且其配偶为 HBsAg（+）者，本次发病患者的临床表现较既往因失代偿肝硬化所致腹胀、双下肢水肿及消化道出血有所不同，而是出现乏力、恶心、小便深染如浓茶水样等急性肝炎发病症状并逐渐加重，入院后再次筛查肝炎病毒指标，乙型肝炎五项显

示为 HBsAg（+）3233 IU/mL，HBeAg 452.05 S/CO，HBcAb（+），HBV DNA 2.01×10^3 IU/mL，乙型肝炎核心抗体 IgM 34.23 S/CO，其他肝炎病毒及 CMV、EBV 检测均阴性，影像除外肝内占位，考虑为患者在酒精性肝硬化基础上感染 HBV 所致的急性乙型肝炎，予积极保肝及营养支持治疗。其间患者出现头晕、手抖、血氨升高等肝性脑病症状，考虑为既往失代偿肝硬化的并发症而非乙型肝炎病毒感染引起的肝衰竭，予脱氨对症治疗好转。患者本次发病 PT 最长 18.3 秒，INR 1.45，PTA 41%，出现较重的肝损伤，且住院治疗 4 周后 HBV DNA 仍持续阳性，为缩短急性 HBV 感染病程、顿挫乙型肝炎病毒的复制，加用拉米夫定抗病毒治疗（考虑短期应用，并结合患者当时的条件而选用此药），加用抗病毒药物 1 周后病情明显好转，转氨酶及胆红素下降，PTA 上升至 74%，好转出院，于院外继续抗病毒治疗 4 个月，至乙型肝炎表面抗原阴转，乙型肝炎表面抗体 8.76 mIU/mL 时停用拉米夫定，并于乙型肝炎疫苗 40 μg 1 次 /2 周联合胸腺肽 α_1 1.6 mg 2 次 / 周，治疗 12 周后患者 HBV DNA 高精度检测低于检测下限，血清 HBsAb 含量大于 1000 mIU/mL。至此，完全停用乙型肝炎相关药物并继续酒精性肝硬化的随访。

杨松教授病例点评

本病例是在失代偿期酒精性肝硬化基础上发生的急性乙型肝炎。患者既往住院曾排除了乙型肝炎病毒感染的存在，且明确诊断为失代偿期酒精性肝硬化。此次发病，HBsAg 阳转，且伴有肝功能异常，急性乙型肝炎诊断明确。免疫功能健全的成人急性乙型肝炎一般可自愈，无须抗病毒治疗（95% 以上患者均可自行痊愈）。

2018年美国肝脏病学会慢性乙型肝炎指南推荐的急性乙型肝炎抗病毒指征为：①急性肝衰竭；② TBIL ＞ 3 mg/dL 或 DBIL ＞ 1.5 mg/dL；③ PT-INR ＞ 1.5；④出现肝性脑病或腹水。本例急性乙型肝炎患者，TBIL 曾升高至 127.4 μmol/L，符合抗病毒治疗指征。从抗病毒药物选择上，相关指南推荐首选恩替卡韦、富马酸替诺福韦酯或丙酚替诺福韦抗病毒治疗。但急性乙型肝炎抗病毒疗程均较短，拉米夫定在前期也有较多循证医学证据。本例患者采用了拉米夫定治疗后 HBV DNA 及 HBsAg 阴转，实现了急性乙型肝炎的痊愈。对于急性乙型肝炎抗病毒治疗本例患者给我们提供了很好的范例。

【参考文献】

1. 中华医学会肝病学分会脂肪肝和酒精性肝病学组，中国医师协会脂肪性肝病专家委员会 . 酒精性肝病防治指南（2018 更新版）. 中华肝脏病杂志，2018，26（3）：188-194.
2. 中华医学会感染病学分会，中华医学会肝病学分会 . 慢性乙型肝炎防治指南（2019 年版）. 中华肝脏病杂志，2019，27（12）：938-961.
3. Epidemic characteristics of alcohol-related liver disease in Asia from 2000 to 2020：A systematic review and meta-analysis. Liver Int，2022，42（9）：1991-1998.
4. CRABB D W，IM G Y，SZABO G，et al. Diagnosis and treatment of alcohol-associated liver diseases：2019 Practice Guidance From the American Association for the Study of Liver Diseases. Hepatology，2020，71（1）：306-333.
5. DEKKER S E，GREEN E W，AHN J. Treatment and prevention of acute hepatitis B virus. Clin Liver Dis，2021，25（4）：711-724.

（欧蔚妮　李玥　整理）

病例 17　酒精性肝病伴慢加急性乙型肝炎肝衰竭

病历摘要

【基本信息】

患者，男，57 岁，主因“发热 4 天，恶心、纳差、尿黄 3 天”于 2019 年 12 月 19 入院。

现病史：患者 2019 年 12 月 15 日晚餐饮酒后夜间出现发热，自行服用“安乃近”退热，12 月 16 日体温最高 38 ℃，伴恶心、纳差、反酸、腹胀，尿色深黄，自行外购退热药物口服，效果欠佳。后就诊于当地医院，查肝功能：ALT 5209 U/L，AST 6912 U/L，TBIL 153 μmol/L，DBIL 110 μmol/L，ALB 42 g/L；PTA 29%。于 12 月 17 日就诊于我院急诊，体温正常，查肝功能：ALT 5210.0 U/L，AST 7810.0 U/L，TBIL 186.0 μmol/L，DBIL 155.4 μmol/L，ALB 36.0 g/L；PTA 17.00%；NH_3 109.00 μmol/L；乙肝五项：HBsAg 1.88 IU/mL，AntiHBs 4.16 mIU/mL，HBeAg 0.86 S/CO，AntiHBe 0.32 S/CO，AntiHBc 4.48 S/CO；全血细胞分析：WBC 5.81 × 10^9/L，NE% 67.74%，NE 3.93 × 10^9/L，HGB 155.00 g/L，PLT 121.40 × 10^9/L；自身免疫性肝病相关抗体：ANA 1 : 100；丙肝抗体、梅毒、艾滋病筛查均阴性；甲型、戊型肝炎 IgM、EB IgM、CMV IgM 均阴性。腹部 CT 平扫：①肝脏密度弥漫性减低，肝细胞水肿？②脾大、腹水；③右侧胸腔积液，两肺下叶膨胀不全。给

予输注血浆、保肝、降黄等治疗，为进一步诊治收入我科。病程中，患者精神、饮食欠佳，睡眠差，小便深黄，大便少，体重变化不详。

【体格检查】

体温 36.7 ℃，脉搏 82 次 / 分，呼吸 18 次 / 分，血压 130/80 mmHg。神志清楚，嗜睡，反应迟钝，查体欠合作，定向力、计算力下降。肝病面容，全身皮肤黏膜重度黄染，双侧巩膜重度黄染，肝掌阴性，蜘蛛痣阴性，周身未见皮疹，未见淤点、淤斑及皮下出血，全身浅表淋巴结未及异常肿大。双肺呼吸音清，未闻及干湿啰音及胸膜摩擦音。心率 82 次 / 分，律齐，各瓣膜听诊区未闻及病理性杂音。腹部平坦，上腹部轻度压痛，无反跳痛，移动性浊音阳性，双下肢无水肿，扑翼样震颤阳性。

既往史：否认乙型肝炎病史。2016 年行左侧腹股沟疝气修补术。

个人史：大量饮酒史 20 年，日饮酒精 50 g。冶游史不详。

家族史：否认乙型肝炎家族史。

【辅助检查】

全血细胞分析：WBC 4.81×10^9/L，NE% 78.12%，NE 2.70×10^9/L；CRP 28.9 mg/L，PCT 0.74 ng/mL。肝功能：ALT 2980.8 U/L，AST 2267.9 U/L，TBIL 199.7 μmol/L，DBIL 146.5 μmol/L，ALB 30.9 g/L。凝血功能：PT 59.8 s，INR 5.11，PTA 13.0%。乙肝五项：HBsAg 1.10 IU/mL，AntiHBs 5.44 mIU/mL，HBeAg 0.45 S/CO，AntiHBe 0.17 S/CO，AntiHBc 4.35 S/CO，超敏 HBV DNA 4.67×10^3 IU/mL，AntiHBc-IgM 33.97 S/CO，AFP 2.06 ng/mL。肾功能：血尿素氮正常，CREA 108.1 μmol/L，eGFR 66 mL/（min · 1.73m^2）。电解质：K^+ 4.53 mmol/L，Na^+ 142.5 mmol/L。甲型、丁型、戊型肝炎病毒抗

笔记

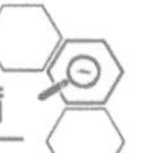

体均阴性。头颅CT平扫：右侧放射冠及右丘脑小软化灶。腹部超声：肝弥漫性病变（肝硬化？），脾大，腹水。门静脉超声：不除外门脉高压血流改变。

【诊断】

慢加急性肝衰竭，酒精性肝硬化，肝性脑病Ⅲ期，腹水，腹腔感染，低蛋白血症，脾大，急性肾功能不全，病毒性肝炎乙型 急性黄疸型，药物性肝损伤可能，右侧胸腔积液，左侧腹股沟疝气修补术后。

【诊疗经过】

患者有长期大量饮酒史，急性起病，出现发热、纳差、恶心、腹胀，肝功能严重受损，重度黄染，胆红素＞85 μmol/L、INR＞1.5、PTA＜40%，肝性脑病Ⅲ期、腹水、低蛋白血症，诊断慢加急性肝衰竭、酒精性肝硬化。患者入院前发热，曾不规范应用退热药物，不除外药物性肝损伤。结合入院病毒学指标：HBV DNA阳性，HBsAg、AntiHBe、AntiHBc阳性，AntiHBc IgM阳性，动态检测HBsAg逐渐阴转、AntiHBs逐渐阳转，诊断为慢性酒精性肝病合并急性乙型病毒性肝炎。患者入院查中性粒细胞百分比、CRP、PCT升高，存在腹水，上腹部压痛，移动性浊音阳性，考虑存在腹腔感染。患者入院后意识障碍逐渐加重，血氨进行性升高，除外脑血管病变、药物、感染加重、电解质紊乱等其他可能原因，诊断肝性脑病Ⅲ期。嘱卧床休息；补充白蛋白纠正低蛋白血症、输注新鲜血浆补充凝血因子、保肝退黄、利尿；恩替卡韦抗病毒治疗；抗感染；门冬氨酸鸟氨酸祛氨治疗效果不明显，予甘露醇脱水，患者神志逐渐恢复，后予口服利福昔明预防肝性脑病、泮托拉唑抑酸保护胃黏膜及膳食营养指导等治疗，肝性脑病纠正。经

治疗，患者转氨酶、胆红素逐渐下降、PTA 逐渐上升，肝功能维持稳定，腹部体征消失。复查 HBV 标志物：HBsAg 阴转，HBV DNA 低于检测下限。此外，患者入院前有发热、呕吐、入量不足等导致肾前性急性肾损伤等因素，病程中出现肝肾综合征－急性肾功能不全，尿量＜ 400 mL/24 h，血肌酐 3 天内迅速由 150 μmol/L 升至 312 μmol/L。经肾脏灌注、腹腔置管、间断少量放腹水联合输注白蛋白、抗感染、减少肾损害药物等治疗，肾功能逐渐恢复，肝肾综合征得以纠正，顺利出院。

【随访】

患者院外已戒酒，规律服用抗 HBV 药物，未再出现腹水、肝性脑病，尿量正常。定期复查，肝肾功能稳定，HBsAg 持续阴性，AntiHBc 阳性，HBV DNA 持续阴性。出院半年后停用抗 HBV 药物，定期复查警惕 HBV 再激活。

病例分析

在我国慢性肝病及肝硬化患者中，慢加急性肝衰竭（acute-on-chronic liver failure，ACLF）逐渐成为死亡的主要原因之一。2019 年亚太肝病学会（Asian-Pacific Association for the Study of the Liver，APASL）将 ACLF 定义为在慢性肝病 / 肝硬化（先前诊断 / 未确诊）基础上的急性肝损伤，以黄疸 [血清胆红素≥ 5 mg/dL（85 μmol/L）] 和凝血功能障碍（INR ≥ 1.5 或凝血酶原活动度＜ 40%）为主要表现，4 周内并发腹水和 / 或肝性脑病，且 28 天有较高病死率；患者无肝外器官衰竭不影响诊断。2022 年美国胃肠病学会《慢加急性肝衰竭临床指南》将 ACLF 进行了新的定义，我国段钟平教授、

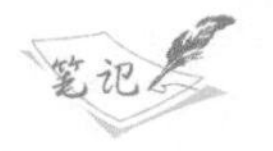

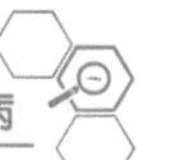

陈煜教授对指南进行了解读：ACLF 是发生在慢性肝病伴或不伴肝硬化患者中的一种潜在可逆性疾病，在缺乏基础肝病治疗、肝脏支持治疗或肝移植的情况下，可能导致多器官衰竭和 3 个月内的死亡。ACLF 是通过慢性肝病、血清胆红素升高和国际标准化比值延长来识别的，肾脏、呼吸、循环或脑功能衰竭的出现支持了诊断的建立。本病例在酒精相关性肝病基础上合并急性乙型病毒性肝炎、药物性肝损伤等多种原因导致肝衰竭，病情进展迅速，出现肝性脑病Ⅲ期、肝肾综合征 – 急性肾功能不全等肝外多脏器严重病变，临床救治困难。该病例经过住院期间全面的早诊断、早治疗、积极处理并发症，最终成功救治。

该病例发病原因主要涉及以下几方面：①酒精相关性肝炎：酒精相关性肝炎（alcohol-associated hepatitis，AAH）是全球 ACLF 发生的主要原因。AAH 患者常伴黄疸、肝大及肝功能失代偿等特征，通常血清胆红素升高 [＞ 3 mg/dL（＞ 50 μmol/L）]，天门冬氨酸转氨酶（AST）升高（＞ 50 U/L），且随着 AST 升高，AST 与 ALT 比值也升高（＞ 1.5）。因 AAH 相关 ACLF 患者中常发生感染，因此需行抗感染、营养支持及对衰竭器官的保护及支持治疗；戒酒对患者生存时间超过 6 个月至关重要。该患者起病复杂，在 AAH 基础上合并急性 HBV 感染、药物性因素、感染等，救治难度大，需综合抢救并积极治疗多种并发症。② HBV 感染：乙型肝炎相关 ACLF 在亚洲国家更为常见。无论是新发病毒性肝炎还是叠加在其他慢性病毒性肝炎基础上的急性 HBV 感染均可以诱发 ACLF。健康成人感染 HBV 后，90% 表现为急性、自限性肝脏炎症，病毒载量迅速下降，6 个月内完全清除病毒而痊愈，并出现持久保护性免疫应答。大部分急性乙型肝炎患者不需要抗病毒治疗，只有约 10% 会发展为慢性乙型肝

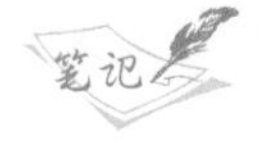

炎。ACLF 患者一经确诊 HBV 感染，即使是急性 HBV 感染，也应立即开始抗病毒治疗。该病例为在慢性酒精性肝病、酒精性肝硬化基础上合并急性 HBV 感染，在明确 HBV 感染后即给予恩替卡韦抗病毒治疗，迅速抑制 HBV 复制，减少肝损伤。③急性药物性肝损害：2021 年亚太肝病学会药物性肝损伤专家共识提到药物性肝损伤的几个高危因素，患者具备其中多条因素，如高龄，长期饮酒并口服对乙酰氨基酚，慢性肝病基础。对乙酰氨基酚引起肝损伤多为固有型，为药物及代谢物的直接肝脏毒性。RUCUM 量表作为因果关系量表多用于评估急性药物性肝损伤，尤其是特异质性药物性肝损伤。

患者成功救治的关键在于早识别、早期处理并预防严重并发症。①肝性脑病（hepatic encephalopathy，HE）：北美一项大规模研究表明，无论其他器官衰竭如何，Ⅲ / Ⅳ级 HE 是死亡的独立危险因素。Ⅲ / Ⅳ级 HE 在临床上救治难度大，治疗主要以综合治疗为主。肝移植有望治愈 HE，但临床限制较多。当肝性脑病引起颅内压升高或脑水肿时，需要静脉应用药物以降低颅内压。该患者为 ACLF 合并Ⅲ级 HE 救治成功的典型病例。②肝肾综合征 – 急性肾损伤（hepatorenal syndrome-acute kidney injury，HRS-AKI）：2015 年国际腹水俱乐部（International Club of Ascites，ICA）将肝硬化 AKI 定义为：48 h 内血肌酐（serum creatinine，SCr）水平增长超过≥ 0.3 mg/dL 或在 7 天之内 SCr 升至基线水平的 1.5 倍。HRS 分为 HRS-1 和 HRS-2。肾前性 AKI 和 HRS-1 属于肾脏低灌注引起的功能性 AKI。HRS-AKI 诊断标准为：肝硬化伴腹水；2 期或 3 期 AKI；停用利尿剂和白蛋白扩容（每天 1 g/kg 体质量）至少 48 h 后 SCr 无改善；无低血容量性休克或需要血管活性药物维持动脉压的严重感染；目前或最近未用肾毒性药物；无蛋白尿且无微量血尿。该病例有导致肾前性急性肾损

伤的明确诱因，存在腹水、腹腔感染等诸多混杂因素，治疗上，祛除肾损伤因素、增加肾灌注、早期治疗细菌感染，同时使用白蛋白以纠正 HRS-AKI 预防继发器官衰竭。③感染：细菌感染是我国住院肝硬化患者中最常见的感染类型。终末期肝病模型（model of end-stage liver disease，MELD）评分＞ 20、入院时伴全身炎症反应综合征（systemic inflammatory response syndrome，SIRS）及已经接受 HE 治疗的患者，发生医院感染的风险更高。因此，应对肝硬化患者及时进行感染评估，积极启用抗生素治疗。该患者入院时存在腹腔感染，入院后立即给予强有力的抗感染治疗。感染控制不良会进一步诱发肝性脑病、急性肾功能不全。

李明慧教授病例点评

酒精性肝炎是全球 ACLF 发生的主要原因，尤其在西方国家，目前尚不清楚酒精相关的 ACLF 是酒精相关性肝病的一种特殊形式，还是重度 AAH 晚期的一种表现。但重要的是要对 AAH 进行积极治疗以逆转 ACLF。该病例为 AAH 基础上重叠急性 HBV 感染、急性药物肝损伤最终导致了 ACLF 的发生，病情进展迅速，同时出现肝性脑病、腹腔感染、急性肾功能不全等多种并发症，经积极抗感染、抗病毒及综合内科治疗后，患者病情缓慢纠正。对于 HBV 阳性的肝衰竭患者，不论 HBV DNA 载量、急性 HBV 感染还是慢性感染，均应立即抗病毒治疗，早期快速降低 HBV DNA 载量是治疗的关键。抗病毒药物应优先使用核苷（酸）类似物，如恩替卡韦、替诺福韦酯。目前，ACLF 的内科治疗尚缺乏特效药物，治疗原则强调早期诊断、早期治疗，积极防治并发症。肝移植是治疗各种原因所致的中

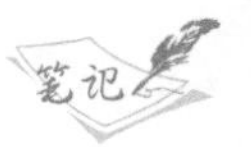

晚期肝衰竭的最有效方法之一，适用于经积极内科综合治疗和 / 或人工肝治疗效果欠佳者。

【参考文献】

1. Bajaj J S，O'Leary J G，Lai J C，et al. Acute-on-chronic liver failure clinical guidelines. Am J Gastroenterol，2022，117（2）：225-252.
2. 陈煜，段钟平 . 美国胃肠病学会《慢加急性肝衰竭临床指南》解读 . 中华肝脏病杂志，2022，30（2）：204-206.
3. ANGELI P，GINES P，WONG F，et al. Diagnosis and management of acute kidney injury in patients with cirrhosis：revised consensus recommendations of the International Club of Ascites. Gut，2015，64（4）：531-537.

（张璐　吴淑玲　陈晓雪　整理）

第二章 非肝炎病毒感染性肝病

病例 18　EB 病毒感染肝炎

病历摘要

【基本信息】

患者，男性，27 岁，主因“间断发热 1 周、咽痛 2 周，巩膜黄染 5 天”于 2021 年 12 月入院。

现病史：患者 2 周前无明显诱因出现发热（T 38.5 ℃），畏寒，咽痛，无寒战，曾有 1 日大便次数增多（3 次 / 日），偶有咳嗽，少痰，自认为“感冒”，口服“感康、连花清瘟”等药物治疗，效果不佳，遂就诊于当地医院，口服“对乙酰氨基酚、奥司他韦”治疗后，

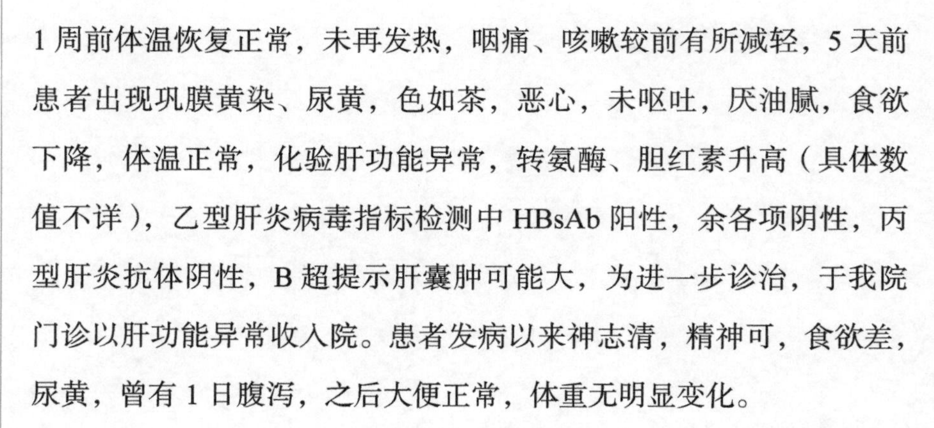

1周前体温恢复正常，未再发热，咽痛、咳嗽较前有所减轻，5天前患者出现巩膜黄染、尿黄，色如茶，恶心，未呕吐，厌油腻，食欲下降，体温正常，化验肝功能异常，转氨酶、胆红素升高（具体数值不详），乙型肝炎病毒指标检测中HBsAb阳性，余各项阴性，丙型肝炎抗体阴性，B超提示肝囊肿可能大，为进一步诊治，于我院门诊以肝功能异常收入院。患者发病以来神志清，精神可，食欲差，尿黄，曾有1日腹泻，之后大便正常，体重无明显变化。

既往史：平素体健，否认输血及血制品史，否认药物过敏史，否认不洁饮食史，否认既往有类似的发热、咽痛等病史，否认肝炎患者密切接触史，否认输血史，否认家族中有类似病患者，否认遗传病病史、传染病病史、肿瘤史、冠心病病史、高血压病史及糖尿病病史。父母健在。

个人史：无冶游史，否认吸烟史，否认饮酒史。

【体格检查】

体温37 ℃，呼吸20次/分，脉搏88次/分，血压139/88 mmHg，体重78 kg，急性病容，皮肤、黏膜轻度黄染，咽部轻度充血，颈部及双侧腹股沟可触及肿大淋巴结，质地软，最大直径约2 cm，双肺叩诊呈清音，双肺呼吸音清，心律齐，腹部平坦，全腹无压痛及反跳痛，腹部未触及包块，脾肋下2～3 cm可触及，肝、胆囊未触及，Murphy征阴性，腹部叩诊鼓音，肝肺浊音界存在，移动性浊音阴性，肝区叩击痛阴性，双下肢无水肿。

【辅助检查】

入院时肝功能：ALT 225.6 U/L，AST 91.4 U/L，TBIL 47.2 μmol/L，DBIL 38.8 μmol/L，ALB 41.3 g/L，LDH 431.4 U/L，GGT 241.5 U/L，ALP 179.4 U/L，CHE 6490 U/L，TBA 172.7 μmol/L，

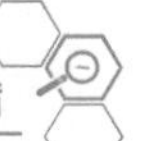

URCA 448.0 μmol/L，TCO_2 21.8 mmol/L，K^+ 3.78 mmol/L，Na^+ 138.8 mmol/L，Cl^- 101.9 mmol/L。血常规：WBC 14.82 × 10^9/L，NE% 12.90%，NE 1.92 × 10^9/L，LY% 76.50%，LY 11.33 × 10^9/L，MO 0.91 × 10^9/L，PLT 307.0 × 10^9/L，RBC 4.81 × 10^{12}/L，HGB 149.0 g/L，异型淋巴细胞 50%。乙型肝炎病毒五项：HBsAg 0.00 IU/mL，AntiHBs 205.62 mIU/mL，HBeAg 0.34 S/CO，AntiHBe 1.91 S/CO。抗 HAV、抗 HCV、抗 HDV、抗 HEV 均阴性，抗 CMV IgG 阴性，血清免疫球蛋白 IgG 18 g/L，血清 EBV DNA ＜ 400 copies/mL，全血 EBV DNA 2.66 × 10^3 copies/mL。EBV IgM 抗体阴性，腹部彩超提示肝实质回声偏粗，脾大，胆囊壁毛糙，胆汁淤积。

【诊断】

肝功能异常，EB 病毒感染可能性大。

【诊疗经过】

入院后患者未再发热，予复方甘草酸苷、还原型谷胱甘肽、多烯磷脂酰胆碱静脉输注，同时予水飞蓟宾、双环醇口服保肝、退黄治疗；未应用抗 EBV 药物治疗。经上述治疗 1 周后，复查患者肝功能恢复，转氨酶、胆红素下降（ALT 45.2 U/L，AST 35.9 U/L，TBIL 16.5 μmol/L，DBIL 12.1 μmol/L，TP 67.6 g/L，ALB 37.1 g/L，GLO 30.5 g/L，GGT 111.2 U/L，ALP 123.2 U/L，CHE 6728 U/L，TBA 2.9 μmol/L），血常规（WBC 6.84 × 10^9/L，NE% 17.10%，NE 1.17 × 10^9/L，LY% 70.30%，MO 0.62 × 10^9/L，MON% 9.1%，PLT 296 × 10^9/L，RBC 4.47 × 10^{12}/L，HGB 138 g/L）提示淋巴细胞计数（LY 4.81 × 10^9/L）较前下降。

【随访】

患者出院后未诉特殊不适。5 个月后（2022 年 5 月）在外院随

访，颈部淋巴结、腹股沟淋巴结未触及，肝功能正常，腹部超声提示脾脏回缩为正常，外周血清 EBV DNA 阴性，血常规提示淋巴细胞计数、淋巴细胞比例等指标恢复正常，异型淋巴细胞比例正常。

病例分析

EB 病毒（Epstein-Barr virus，EBV）为疱疹病毒科，疱疹病毒Ⅳ型，是一种嗜人类淋巴细胞的疱疹病毒。EBV 是双链 DNA 病毒，基因组长约 172 kb，在病毒颗粒中呈线性分子，进入靶细胞后，其 DNA 发生环化并能自我复制。EBV 在人群中感染非常普遍，约 90% 以上的成人血清 EBV 抗体 IgG 阳性。

原发性 EB 病毒感染，在婴幼儿多为隐性感染，在学龄儿童和青少年则表现为传染性单核细胞增多症（infectious mononucleosis，IM），其临床三联征为发热、咽峡炎和淋巴结肿大，实验室检查为外周血淋巴细胞计数和异型淋巴细胞比例均增高。临床上需与巨细胞病毒、弓形体、急性感染淋巴细胞增多症等其他病原感染相鉴别。

EB 病毒性肝炎的诊断主要依据临床表现及血常规、肝功能、EBV 抗体、EBV 核酸、嗜异性凝集试验等实验室检查。血清或血浆中 EBV DNA 阳性，提示患者体内存在活动性 EBV 感染或 EBV 相关疾病（结合临床表现及其他检查结果综合分析）。但部分 IM 患者及 IM 后期，极少数慢性活动性 EBV 患者，血清或血浆 EBV DNA 可以为阴性。

本患者发热，咽峡炎，肝功能异常，脾肿大，淋巴细胞计数和比例升高，异常淋巴细胞比例高达 50%，全血 EBV DNA 阳性，疾病发生发展过程及临床表现非常符合 EB 病毒感染的肝炎。血清

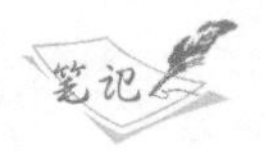

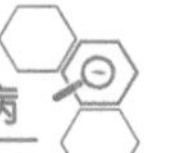

EBV DNA 阴性，考虑为患者就诊时（发病后 2 周才就诊）已经过了血清病毒血症期，但外周血仍 EBV DNA 阳性。EB 病毒衣壳蛋白抗体 IgM 阳性也是原发 EBV 感染的诊断依据，但有的病例 EB 病毒衣壳蛋白抗体 IgM 产生延迟甚至持续缺失，给诊断造成一定困难。本患者抗 EB IgM 抗体检测为阴性，但淋巴细胞改变具有特征性，异常淋巴细胞的比例达到 50%。当异常淋巴细胞的比例超过 10%，或绝对计数超过 1.0×10^9/L，对 EB 病毒感染具有诊断价值，因此结合临床表现及多项化验检查，诊断 EB 病毒感染成立。患者疾病过程中同时伴随着肝损伤，且排除了其他可能的致肝损伤因素，故考虑为 EBV 感染所致的肝炎。予保肝对症治疗后患者症状缓解，肝功能复常。本次病例诊治过程中存在不足，因患者临床症状恢复顺利，住院日期相对较短，未能动态分析血清 EBV DNA 载量、EB 病毒抗体 IgM 的动态变化，需要在以后的工作中优化流程，并加强出院后的随访。

关于 EB 病毒感染治疗，目前尚缺乏特异的抗病毒治疗措施，因此免疫功能正常的 EB 病毒性肝炎人群，以对症支持治疗为主，临床症状恢复顺利的患者不需要抗病毒治疗。对于严重 EBV 感染者，有研究显示抗病毒联合免疫抑制剂治疗，较单纯抗病毒治疗有更低的病死率，但也有不一致的结果，还需要进一步探讨。此外，EBV 疫苗的研发正在进行，是潜在的预防手段之一。

杨松教授病例点评

本例患者因肝损伤至肝病科就诊，完善检查后诊断为典型的 EBV 感染导致传染性单核细胞增多症的病例，提示 EBV 感染是临床

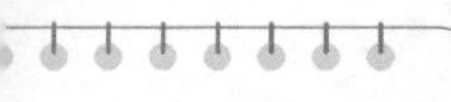
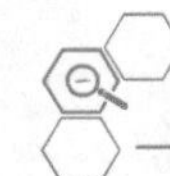

肝损伤原因待查需要鉴别的病因之一。EBV 感染肝损伤在免疫力正常的成年人往往表现为肝功能轻度异常，多能顺利恢复。此类患者一般不需要抗病毒治疗。随着患者随访往往可以观察到增大的脾脏及肿大淋巴结的回缩。本例患者随访过程中肝功能复常、脾脏回缩，但外周血全血 EBV DNA 仍为阳性，建议对患者系列随访，警惕慢性 EBV 感染征象。

【参考文献】

1. 全国儿童 EB 病毒感染协作组，中华实验和临床病毒学杂志编辑委员会 . EB 病毒感染实验室诊断及临床应用专家共识 . 中华实验和临床病毒学杂志，2018，32（1）：2-8.
2. 谢正德 . 儿童 EB 病毒传染性单核细胞增多症临床特征及诊断标准 . 实用儿科临床杂志，2007，22（22）：1759-1760.
3. 黄姜伟，韩方正 . EB 病毒性肝炎的研究进展 . 临床肝胆病杂志，2018，34（6）：1333-1337.
4. BUNCHORNTAVAKUL C，REDDY K R. Epstein-Barr virus and cytomegalovirus infections of the liver. Gastroenterol Clin North Am，2020，49（2）：331-346.
5. FUGL A，ANDERSEN C L. Epstein-Barr virus and its association with disease-a review of relevance to general practice. BMC Fam Pract，2019，20（1）：62.

（王笑梅　赵莹莹　整理）

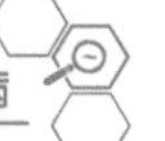

病例 19　肝吸虫病

病历摘要

【基本信息】

患者，男性，50 岁，主因“间断肝区疼痛 3 周，肝脏低密度影 4 天”于 2022 年 1 月入院。

现病史：患者 3 周前无明显诱因出现间断性肝区疼痛，疼痛剧烈时伴后背痛，不能直腰，可自行缓解。就诊于当地医院急诊，超声提示胆囊息肉，给予服用消炎利胆药物后症状无明显改善。16 天前出现发热，体温最高 38.7 ℃，无畏寒、寒战、咳嗽、咳痰，发热时伴全身肌肉、骨关节疼痛，就诊于当地医院考虑胆囊炎，给予口服头孢克肟治疗 1 周，体温高峰有下降，仍间断肝区疼痛。之后（9 天前）于当地医院住院，行腹部 CT 平扫，提示肝顶部肝实质密度不均匀减低，肝左叶片状稍低密度影，建议进一步检查，当地医院考虑肝脓肿可能，将口服抗生素调整为静脉头孢类抗生素（具体药名不详）治疗。之后体温略下降，但仍有间断发热及肝区疼痛。4 天前查腹部增强 CT 提示肝内多发低密度影，感染性病变可能，不除外占位性病变。为进一步诊治来我院，门诊以“肝区疼痛及肝占位原因待查”收入我科。发病以来，精神、睡眠可，进食少，尿黄，量可，大便正常，体重变化不详。

既往史：患者来自内蒙古呼伦贝尔市，在发病的 2 周前多次进食过生鱼片及生虾。否认输血及血制品史，否认传染病患者密切接触史。否认高血压、冠心病、糖尿病病史，否认其他传染病病史，

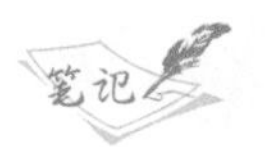

否认食物及药物过敏史。

个人史：患者长期居住于呼伦贝尔，否认冶游史，否认吸烟史，否认饮酒史。已婚、已育。

【体格检查】

体温 36.5 ℃，脉搏 89 次 / 分，呼吸 18 次 / 分，血压 123/82 mmHg。神志清楚，全身皮肤黏膜颜色无黄染，双侧巩膜无黄染，浅表淋巴结无肿大，双肺呼吸音清，未闻及干湿啰音及胸膜摩擦音。心界不大，心率 89 次 / 分，心律齐，各瓣膜听诊区未闻及病理性杂音，腹部平坦，肝区有压痛，无反跳痛，腹部未触及包块，肝、脾、胆囊未触及，Murphy 征阳性，麦氏点无压痛，双侧输尿管无压痛，肝区叩痛阴性。移动性浊音阴性。双侧 Babinski 征阴性，踝阵挛阴性，扑翼样震颤阴性，Kernig 征阴性，Brudzinski 征阴性。

【辅助检查】

入院当天查全血细胞分析：WBC 15.52×10^9 /L，NE% 21.00%，LY% 17.30%，MO 1.03×10^9 /L，EO% 53.90%，EO 8.41×10^9 /L，PLT 320.00×10^9 /L。电解质 + 肾功能 + 血糖 + 血氨：K^+ 3.39 mmol/L，Mg^{2+} 1.03 mmol/L，CREA 97.9 μmol/L，GLU 6.11 mmol/L。肝功能：ALT 85.6 U/L，ALB 38.6 g/L，TBIL 12.3 μmol/L，DBIL 4.8 μmol/L，A/G 1.0，GGT 196.1 U/L，ALP 228.0 U/L，CK 20.5 U/L，TG 1.99 mmol/L，HDL-C 0.72 mmol/L。C- 反应蛋白：38.7 mg/L。降钙素原：PCT $<$ 0.05 ng/mL。白介素 6：9.96 pg/mL。

腹部彩超：肝实质回声偏粗、肝内稍高回声；肝囊肿、胆囊壁毛糙、胆囊息肉样病变、胆汁淤积。门脉血管彩超：门脉系统内径：左支矢状部 7 mm，右支起始部 8 mm，门脉主干 14 mm。其内透声可。门脉血流检查未见明显异常。

胸部 CT 平扫：两肺散在微小结节灶及钙化灶。两肺散在肺大泡。左肺舌段索条。肝内多发低密度灶，请结合腹部检查。

腹部增强 MRI（图 19-1）：肝内多发异常信号，伴周围异常强化，考虑炎性病变可能，请结合临床病史与老片比较。肝门区稍大淋巴结。肝内小囊肿。胆囊结石？

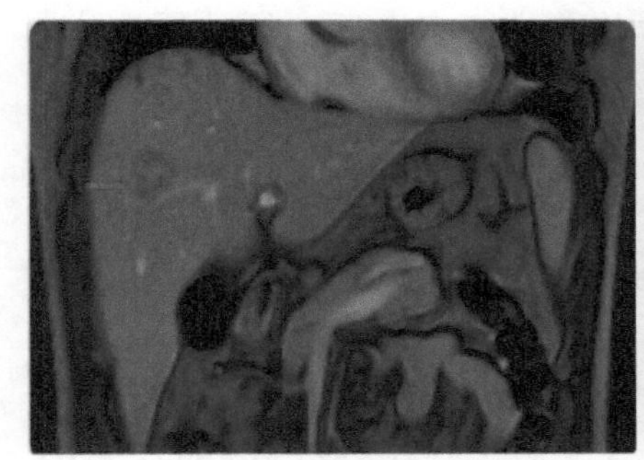
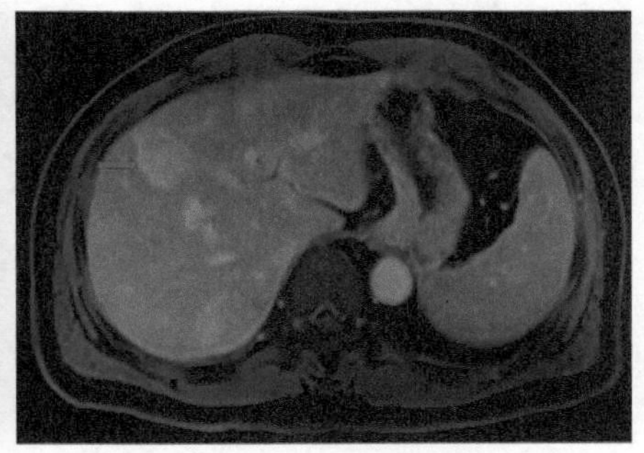

图 19-1　腹部增强 MRI 提示肝内多发异常信号，伴周围异常强化

【诊断】

肝占位待查，肝囊肿，低钾血症。

【治疗经过】

入院后患者仍间断肝区疼痛。伴有一过性发热，最高 37.9 ℃，无头痛、流涕、恶心、呕吐等症状，体温可自行降至正常。入院后给予甘草酸二铵、五酯胶囊、水飞蓟宾口服保肝治疗。同时筛查了其他可能致发热及肝损伤的指标：艾滋病毒抗体阴性、HIV-1 P24 抗原阴性。布氏杆菌抗体虎红平板凝集试验为阴性反应。巨细胞病毒抗体检测 IgM：阴性。EB 病毒抗体检测 IgM：阴性。结核感染 T 细胞检测：阴性。自身免疫性肝病抗体：ANA 阳性反应，胞浆颗粒 1：100，余自身抗体均阴性。ENA 谱：全阴性。结合外院及本院腹部影像肝占位病变提示，筛查了肝癌相关指标：异常凝血酶原测定：39.13 mAU/mL，甲胎蛋白正常，不支持肝癌。进一步分析发现患

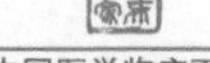

者入院后多次复查全血细胞显示嗜酸性粒细胞持续高水平，最高为 13.96×10^9/L（于入院第 10 天，WBC 18.31×10^9/L，NE% 10.90%，LY% 9.10%，EO% 76.20%，EO 13.96×10^9/L），全血嗜酸性粒细胞手工计数：EOS 7670/mm^3。为排除血液系统疾病，进一步进行了骨髓检查，报告提示：结合临床考虑嗜酸性粒细胞增多症，发热考虑合并感染可能。患者多次查血培养均阴性，多次便常规及便涂片均无异常，未查到原虫及虫卵。考虑到患者有进食生鱼史，存在嗜酸性粒细胞增多症及肝脏受累，进一步查肝吸虫抗体，结果为阳性。至此，综合临床及实验室检查诊断为肝吸虫病。给予口服吡喹酮 0.2 g/1 片，每日 3 次，每次 8 片（1.6 g），疗程 10 天驱虫治疗。治疗 3 天后，患者肝区痛逐渐减轻，5 天后未再出现肝区疼痛。继续完成总治疗疗程，复查嗜酸性粒细胞从最高的 13.96×10^9/L 降至 1.73×10^9/L。患者此后未再出现发热和肝区疼痛。

【随访】

治疗结束 6 个月后随访患者，肝功能及嗜酸性粒细胞均在正常范围，未再出现病情反复。

病例分析

肝吸虫病又称华支睾吸虫病，是由华支睾吸虫寄生于人体肝内胆管而引起的寄生虫病。该病分布于东亚和东南亚，我国除西北地区外，全国 24 个省、市、自治区都有本病发生。多由于进食生的或未煮熟的被华支睾吸虫囊蚴污染的淡水鱼或虾而感染。囊蚴在消化液的作用下，囊壁被软化，囊内幼虫在十二指肠内破囊而出，从胆总管或穿过肠壁进入肝，在中小胆管内发育为成虫。虫体的分泌物、

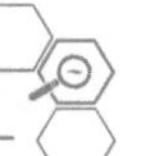

代谢产物和机械刺激等因素，引起胆管内膜炎及胆管周围炎，导致胆管黏膜损伤和上皮细胞脱落，出现GGT和ALP的明显升高。继发细菌感染时可发生胆管炎和胆囊炎，出现明显的右上腹痛、发热。细菌感染、死亡虫体碎片、胆管上皮脱落细胞和虫卵等，可诱发胆结石形成。

本患者来自内蒙古呼伦贝尔，比邻黑龙江（黑龙江属于肝吸虫病高发区）。发病前2周前有多次进食生鱼史，提示华支睾吸虫病的流行病学史明确。华支睾吸虫的潜伏期一般为1个月，文献报道最短的7天，最长的可达40天。该患者以反复肝区疼痛，间断加重起病，伴发热，全身肌肉、骨关节疼痛。化验检查血常规提示白细胞升高，以嗜酸性粒细胞异常升高为特征，分类高达76%，提示寄生虫感染可能，进一步筛查华支睾吸虫抗体阳性。虽然多次查便涂片未发现虫卵及成虫，但是结合临床表现、流行病学史、肝吸虫抗体及肝脏影像学表现，临床诊断肝吸虫病明确。给予特异性药物驱虫药吡喹酮治疗，获得痊愈。

我国的食源性寄生虫病呈逐年上升的趋势，而华支睾吸虫病已经成为我国当前最严重的食源性寄生虫病。由于华支睾吸虫的治疗方法简单，疗效好，一旦确诊就可以得到根治性治疗，所以确诊是关键。特异性的诊断方法包括以下几个方面：①形态学：人体粪便病原学虫卵检测，是目前诊断华支睾吸虫病较为常用的方法，通常准确率和检出率比较高，但需要从较少的粪便中找出虫卵，并且还需要对其形态进行准确辨认，对于轻度感染或早期感染者，其粪排虫卵量少并且排虫卵时间不规律等因素，使得病原学查虫卵难以提高诊断灵敏度。单次对粪便检测虫卵的准确度并不高，需要进行多次粪便涂片镜检才能确诊，并且查虫卵对检测人员水平有较高的要

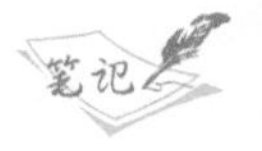

求，需要具有丰富的镜检经验，并且耗时耗力，因此，镜检阴性并不能除外诊断。②血清免疫学：ELISA 检测方法检测肝吸虫抗体，可以凭借其灵敏度高、特异性强、方便快捷的优势对华支睾吸虫进行早期诊断，补充了粪检虫卵无法在华支睾吸虫感染早期检测的不足。在临床上简单易行的方法是：检测血清华支睾吸虫抗体，联合嗜酸性粒细胞百分比、ALT 和 GGT，可提高无症状胆囊结石患者华支睾吸虫感染的诊断效率。③影像学检查：腹部超声在肝吸虫病急性期可见胆管周围炎或肝脓肿，合并胆管炎症、胆管扩张多见；慢性期以胆道的慢性炎症、纤维化为主要表现，CT 或 MRI 可见特征性肝内胆管弥漫性扩张。④分子生物学技术：从最初的常规 PCR，实时荧光定量 PCR，巢式 PCR，到环介导等温扩增技术 LAMP，重组酶介导的等温核酸扩增技术 RAA，重组酶聚合酶扩增技术 RPA，随着科学技术的飞跃发展，各种分子生物学技术应用于华支睾吸虫病的诊断与鉴别诊断，提高了检出率和便捷性，使得诊断如虎添翼，对控制肝吸虫病发挥了巨大的作用。

杨松教授病例点评

本病例为一例典型的华支睾吸虫感染的病例。华支睾吸虫感染结合流行病学史、临床表现及血清学指标诊断并不困难，且吡喹酮治疗有效。关键是临床医生要对于该疾病有一定了解，要注意到华支睾吸虫感染病例存在全国散发现象，并非局限于黑龙江等高发区。在遇到发热、肝区隐痛及血常规嗜酸性粒细胞升高的病例要想到该疾病可能性，进一步检查即可明确诊断。另一方面我们还是要做好公众科普宣教，避免生食淡水鱼虾，切实预防肝吸虫病的发生。

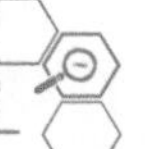

【参考文献】

1. 梁致，邱守中，罗立旋 . 肝胆 B 超病理改变与华支睾吸虫感染的相关性探讨 . 中国血吸虫病防治杂志，2015，27（6）：631-633.
2. 姚甲凯，戴建荣 . 华支睾吸虫病的流行及治疗现状 . 中国病原生物学杂志，2020，15（3）：364-370.
3. 徐小元，段中平 . 传染病学 . 北京：北京大学医学出版社，2021：229-231.
4. 黄国秀，闭应洲，武文霖，等 . 华支睾吸虫病传播的相关因素及其防控策略 . 南宁师范大学学报（自然科学版），2022，39（1）：196-201.
5. KODA S，ZHU X Q，ZHENG K Y，et al. Molecular mechanisms of clonorchis sinensis-host interactions and implications for vaccine development. Front Cell Dev Biol，2021，9：781768.
6. QIAN M B，PATEL C，PALMEIRIM M S，et al. Efficacy of drugs against clonorchiasis and opisthorchiasis：a systematic review and network meta-analysis. Lancet Microbe，2022，3（8）：e616-e624.

（王笑梅　全敏　整理）

第三章
疑难重症感染相关肝病

病例 20　重症酒精性肝炎合并感染

病历摘要

【基本信息】

患者，男性，52 岁，主因“间断乏力 10 年，腹痛、腹泻 2 天，尿少 1 天”于 2020 年 12 月收入院。

现病史：患者 10 年前无明显诱因间断乏力，偶有纳差，未系统诊治。2 天前大量饮酒后出现腹部胀痛，排黄色稀便（约 7 次 / 日），明显的里急后重感，伴畏寒，但无发热、寒战，未服药治疗。1 天前自觉尿量减少，尿色深黄，有异味，夜间出汗多，乏

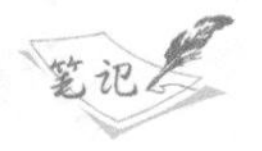

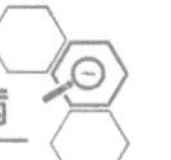

力，纳差，大便不成形，量少，2～3次/日，胀痛、乏力较前加重，伴全身不适。亦无发热、咳嗽、咳痰，无胸闷、喘憋等不适。就诊于当地医院，血气分析：pH 7.134，二氧化碳分压 15.9 mmHg，氧分压 130.1 mmHg，BE -21 mmol/L，乳酸 18.24 mmol/L。生化：ALT 8148.6 U/L，AST 29032.2 U/L，TBIL 130.7 μmol/L，DBIL 86.6 μmol/L，GGT 799.1 U/L，ALP 未测，白蛋白 44 g/L，CREA 290.0 μmol/L。血常规：WBC 17.49×10^9/L，NE% 93.2%，PLT 189.00×10^9/L，HGB 191.00 g/L。胸腹部 CT 提示脂肪肝，升结肠壁密度减低，肠壁水肿。予碳酸氢钠纠酸后，复查血气 pH 7.236，乳酸 23.95 mmol/L，BE -14.5 mmol/L。为进一步诊治，转至我院急诊，呕吐两次，为胃内容物，复查 PTA 12.00%。急诊以"急性肝衰竭，代谢性酸中毒"收入院。自发病以来，患者神志清楚，精神弱，大小便同前所述，体重波动不明显，夜眠差。

既往史：既往健康状况良好，44年前行先天性斜视手术，目前视力良好，无输血史，否认个人及家人乙型肝炎、丙型肝炎、戊型肝炎及肺结核等传染病病史，否认高血压、冠心病、糖尿病病史，否认食物及药物过敏史，否认其他传染病病史。

个人史：无地方病疫区居住史，无传染病疫区生活史，无冶游史，长期饮酒史16余年，平均酒精摄入 100 g/d；吸烟15年，每日约15支。已婚，已育1子，配偶患有2型糖尿病，儿子体健。

【体格检查】

体温 36.0 ℃，血压 132/94 mmHg，脉搏 113 次/分，呼吸 16 次/分。神志清楚，皮肤、巩膜黄染，肝掌阳性，蜘蛛痣阴性，双肺呼吸音粗，未闻及干湿啰音，心脏查体无异常，腹部饱满，肝、脾、胆囊未触及，全腹无压痛及反跳痛，腹部移动性浊音阴性，肝

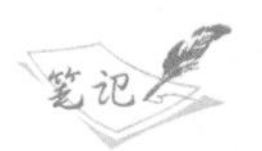

区叩击痛阴性，双侧肾区无叩击痛。肠鸣音活跃。双下肢无明显水肿，扑翼样震颤阴性。

【辅助检查】

入院后当天肝功能：ALT 6296 U/L，AST 21312 U/L、TBIL 82 μmol/L，DBIL 69 μmol/L，GGT 506 U/L；凝血功能：PTA 11%，PT 62 s；肾功能：BUN 7.16 μmol/L，CREA 334 μmol/L，血氨 104 μmol/L；血常规：WBC 11×10^9/L，NE% 93%，HGB 150 g/L，PLT 131×10^9/L；降钙素原 5.67 ng/mL；G 试验 16.4 pg/mL；动脉血气：pH 7.137，氧分压及二氧化碳分压正常，BE -21 mmol/L，HCO_3 27.3 mmol/L，乳酸 18.24；乙型肝炎表面抗原阴性，抗 HCV 阴性，抗甲型肝炎病毒抗体及抗戊型肝炎病毒抗体均阴性，余巨细胞病毒、EB 病毒、自身免疫性肝病指标也均为阴性。

腹部超声：肝弥漫性病变伴脂肪变。

腹部 CT 平扫：重度脂肪肝；左肾小囊肿？胆囊显示不清，必要时复查；左肾实质内低密度灶。

胸部 CT 平扫（图 20-1）：两下肺炎症，建议抗炎后复查；右肺门钙化灶；重度脂肪肝。

【诊断】

重度酒精性肝炎，急性肝衰竭，肝性脑病，急性肾损伤，肺部感染，代谢性酸中毒。

【诊疗经过】

入院后给予患者吸氧等氧疗；谷胱甘肽、腺苷蛋氨酸保肝治疗；门冬氨酸鸟氨酸脱氨治疗；补充纤维蛋白原，血浆输注等改善凝血功能及营养支持治疗。患者入院后出现躁动、情绪改变等酒精戒断反应，给予地西泮、右美托咪定等镇静及改善戒断症状治疗。患者

既往无肾功能不全史，腹部超声提示肾脏形态学正常，尿常规未见尿蛋白，此次发病后多次检查 CREA 升高，考虑存在肾损伤，积极改善肾脏血供等对症支持治疗后好转。

根据入院当天检查结果（白细胞计数、中性粒细胞比例及降钙素原升高），结合胸部 CT 影像学表现考虑患者存在肺部感染（细菌性可能性大），给予患者经验性头孢米诺抗感染治疗，后复查胸部CT 肺部感染灶较前吸收（图 20-2），感染相关指标（WBC 9.9×10^9/L，NE% 88%，降钙素原 3.49 ng/mL）明显下降，血乳酸（16.38 mm/L）水平下降，提示治疗有效，继续抗感染治疗。

患者有大量饮酒经历，本次急性起病，发病前有大量饮酒史，伴有腹痛、腹泻、纳差、乏力、呕吐等消化道症状，肝功能转氨酶以 AST 升高为主，AST、ALT 均大于 500 U/L，总胆红素升高，以直接胆红素升高为主，PTA ＜ 20%，出现肝性脑病，腹水，符合肝衰竭诊断标准。根据 Maddrey 判别函数（Maddrey discriminant unction，MDF）为 244 ＞ 32，符合重症酒精性肝炎诊断标准，有使用激素适应证，无绝对禁忌证，于入院后第 4 天给予患者甲强龙（80 mg qd）治疗，应用激素治疗 1 周后复查肝功能及凝血功能：ALT 199.8 U/L，AST 93.7 U/L，TBIL 559.6 μmol/L，DBIL 424.0 μmol/L；PT 19.60 s，PTA 44.00%。根据 Lille 评分为 0.987 ＞ 0.45，考虑激素治疗效果不佳，停用激素治疗。

停用激素 2 天后（入院后第 12 天），患者未吸氧状态下血氧饱和度 90%，伴发热（体温最高 37.8 ℃）、咳嗽、黄痰，查体双肺呼吸音粗，未闻及干湿啰音。复查血常规：WBC 25.32×10^9/L，NE% 92.10%；降钙素原 13.3 ng/mL；C- 反应蛋白 61.6 mg/L；G 试验 1007 pg/mL；GM 试验 1.26 pg/mL。肺部影像结果（右肺可见近胸

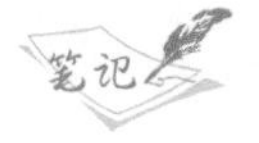

膜的团块状实变影，右侧胸腔积液，见图 20-3）；腹部超声：腹水。腹水培养可见热带假丝酵母菌（氟康唑、伏立康唑敏感）。提示存在真菌性肺炎及腹腔真菌感染，给予静脉输注伏立康唑抗真菌治疗，首次给药剂量加倍（400 mg q12 h），之后每 3 日检测伏立康唑血药浓度。用药当天体温降至正常，血氧饱和度回升至正常。1 周后患者咳嗽、咳痰减少，复查 G 试验 66.6 pg/mL；GM 试验 0.4 pg/mL；血常规 WBC 10.28×10^9/L，NE% 83.90%；降钙素原 6.35 ng/mL；C-反应蛋白 52.5 mg/L，提示真菌感染有所控制。入院后第 18 天腹水培养结果回报为耐药屎肠球菌（对头孢菌素、氨基糖苷类、克林霉素等天然耐药），提示腹腔真菌合并细菌感染，根据药敏结果加用利奈唑胺（600 mg q12 h）抗球菌治疗。监测肝功能：AST 61.7 U/L，TBIL 878.9 μmol/L，DBIL 598.9 μmol/L，GGT 233.9 U/L；CREA 366 μmol/L。继续保肝对症治疗。入院后 20 天复查胸部 CT（图 20-4）提示右肺近胸膜处实变较前吸收。考虑目前抗真菌治疗有效，根据血药浓度，调整伏立康唑为口服制剂（100 mg，q12 h）。入院后第 31 天复查 WBC 4.84×10^9/L；C-反应蛋白 63.6 mg/L；降钙素原 4.46 ng/mL；G 试验 369 pg/mL；GM 试验 0.08 pg/mL。提示细菌感染指标下降，停用利奈唑胺；G 试验结果仍较高，继续伏立康唑（100 mg，q12 h）抗真菌治疗，并监测血药浓度。其间患者神志清，精神好，进食好转，监测胆红素、CREA 逐步下降，凝血功能逐步改善。入院后 40 天复查显示：降钙素原 0.36 ng/mL；G 试验 109 pg/mL；CREA 114 μmol/L；PT 14.10 s，PTA 68.0%；ALT 55 U/L，AST 155.8 U/L，TBIL 80.6 μmol/L，DBIL 68.9 μmol/L，CREA164 μmol/L。

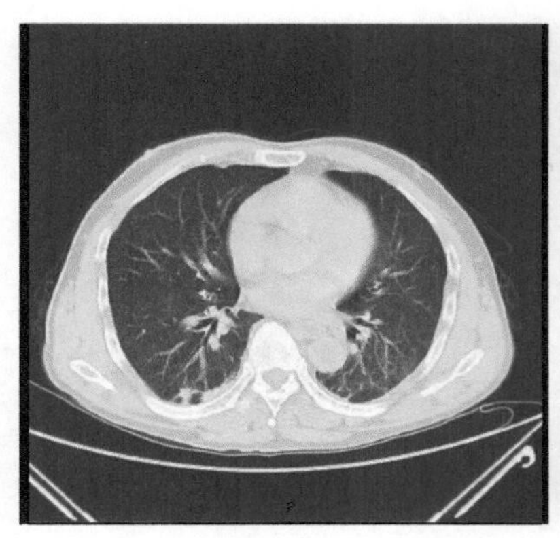

图 20-1 入院第 1 天胸部 CT

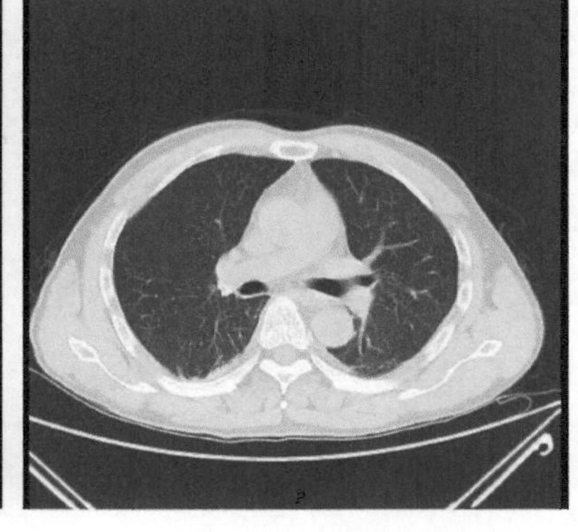

图 20-2 激素治疗前复查胸部 CT

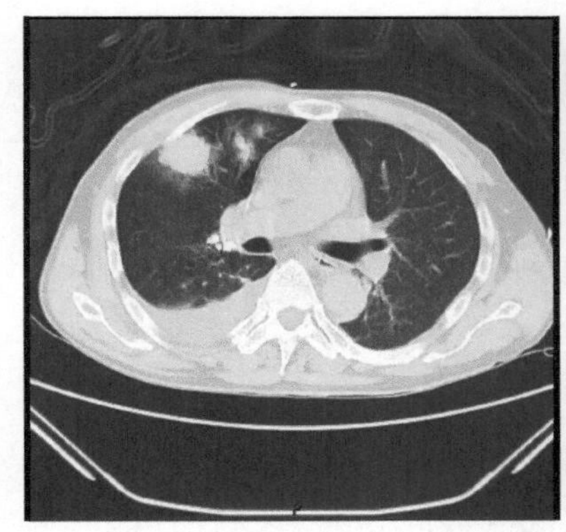

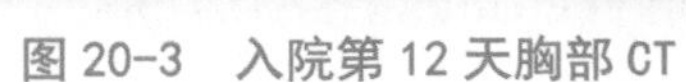

图 20-3 入院第 12 天胸部 CT

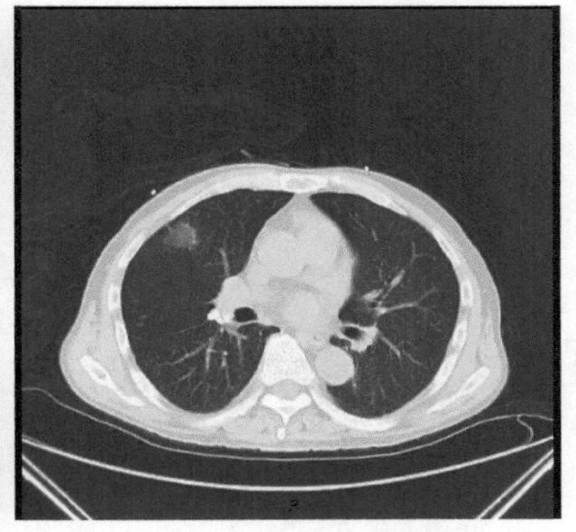

图 20-4 入院后 20 天胸部 CT

【随访】

出院后继续伏立康唑口服抗真菌、保肝退黄治疗，门诊随诊。出院后 2 个月复查 G 试验 61.4 pg/mL，CREA 110 μmol/L，PTA 71%，胸部 CT（图 20-5）提示右肺近胸膜处实变较前明显吸收。于出院后 3 个月停用伏立康唑。出院后 4 个月复查 G 试验 15.7 pg/mL，CREA 109 μmol/L，PTA 77%，肝功能正常：ALT 23 U/L，AST 25 U/L，TBIL 14.2 μmol/L，DBIL 9.7 μmol/L。胸部 CT（图 20-6）提示右肺近胸膜处实变较前明显吸收。腹部超声提示脂肪变明显改善。总结整体抗真菌感染治疗过程为图 20-7。

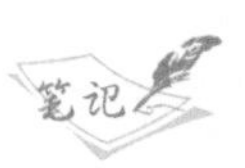

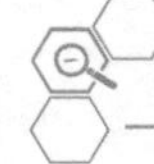

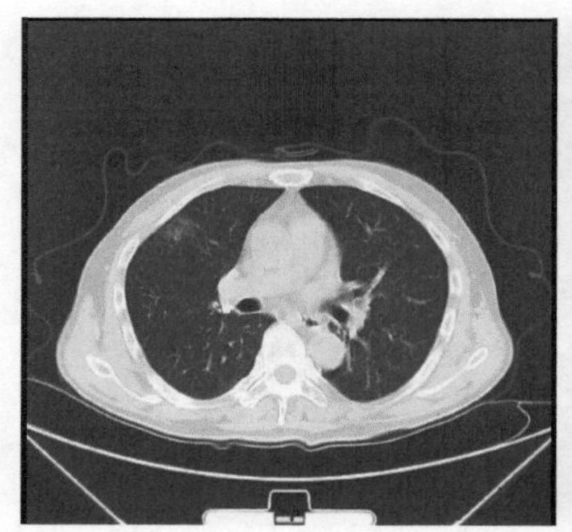

图 20-5　出院后 2 个月胸部 CT

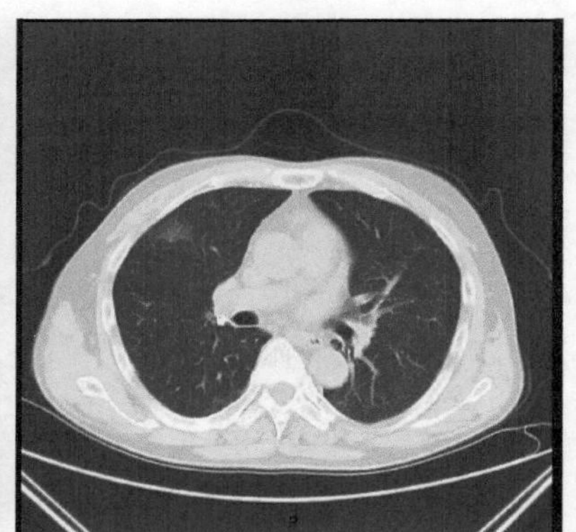

图 20-6　出院后 3 个月胸部 CT

药物＼时间	d12	d13	d18	d20	d25	d31	出院 3 个月
伏立康唑	400 mg q12 h 静脉	200 mg q12 h 静脉		100 mg q12 h 口服			停

图 20-7 抗真菌感染治疗总结

病例分析

重症酒精性肝炎（severe alcoholic hepatitis，SAH）是一种临床综合征，特征是在长期滥用酒精的基础上，短期内（一般为 2 周内）大量酗酒后出现黄疸和凝血功能异常，可以出现在酒精相关性肝病的任何阶段，多数发生于酒精性肝硬化患者。如治疗不及时易出现全身炎症反应综合征（systemic inflammatory response syndrome，SIRS），SIRS 一旦合并感染，便可能导致急性肝功能失代偿，出现 1 个或多个并发症（如腹水、肝性脑病、消化道出血、细菌性腹膜炎等），进展为肝衰竭，甚至合并其他器官的功能障碍。重症酒精性肝炎的短期死亡率较高（1 个月死亡率为 25% ～ 45%），研究报道主要死因是肝衰竭（55%）、消化道出血（21%）和脓毒症（7%）。

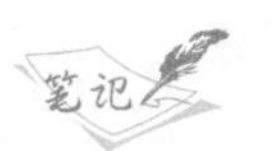

本病例特点：中年男性，有长期大量饮酒史，饮酒量已达到酒

精性肝病诊断标准，影像学提示重度脂肪肝，未见肝硬化。入院前2日有大量饮酒史，肝功能严重损伤，出现黄疸，凝血功能障碍，相关检查排除甲型、乙型、丙型、丁型、戊型嗜肝病毒感染，排除EBV、CMV感染后肝损伤，药物性肝损伤及自身免疫性肝病等，MDF评分244分，诊断在慢性酒精性肝病基础上的重症酒精性肝炎明确。病情进展迅速，合并肝性脑病、腹水、肾功能受损、肺部感染等并发症，疾病已进展到肝衰竭阶段。治疗重症酒精性肝炎方面，国内外对皮质类固醇治疗的疗效仍存在很大的争议。国内酒精性肝病防治指南（2018年更新版）指出糖皮质激素可改善重症酒精性肝炎患者28天的生存率，但对90天及半年生存率改善不明显。2009年美国指南推荐：MDF评分≥32分，伴或不伴肝性脑病，且无皮质类固醇使用禁忌证的患者，应考虑泼尼松龙（40 mg/d，28天，然后停药或2周内逐渐减量）治疗4周。皮质类固醇的治疗能够降低SAH患者短期死亡率，提高28天的生存率。结合国内外指南，本例患者MDF评分244分，经评估后使用甲泼尼龙治疗，7天后Lille评分0.987＞0.45，考虑激素治疗效果不佳，遂停用激素治疗。患者入院时即合并肺部感染，肝衰竭患者机体免疫功能严重受损，肠道菌群失调，各种细菌、真菌机会性感染明显增加。细菌感染方面最常见致病菌为大肠埃希菌和克雷伯菌，多种细菌混合感染及重复感染也较常见。本病例经验性加用头孢米诺治疗后肺部感染明显好转。激素治疗停止后患者再次出现发热，咳嗽，伴有黄痰，夜间低氧血症，炎症指标显著升高，进一步化验G试验1007 pg/mL；GM试验1.26 pg/mL；胸部CT提示右肺可见近胸膜的团块状实变影，腹水培养先后培养出热带假丝酵母菌及耐药屎肠球菌。临床研究报道肝衰竭合并真菌感染发生率为2%～15%，侵袭性真菌感染（invasive fungal infection，IFI）可

占 3% ～ 7%，IFI 最常见的感染部位是肺（37% ～ 56%），也可见于腹腔（3% ～ 14%）和血流（0.68% ～ 6%）等。IFI 最常见的致病真菌有念珠菌属和曲霉属，白念珠菌是肠道、腹腔及血流感染的主要致病菌，曲霉属是侵袭性肺真菌病（invasive pulmonary aspergillosis，IPA）的主要致病菌，其中烟曲霉最为常见。本病例结合化验及胸部影像学特点诊断考虑多部位侵袭性真菌感染，腹腔细菌及真菌混合感染，肺部真菌。治疗上加用了 IPA 治疗的一线用药伏立康唑，同时根据药敏选择利奈唑胺联合治疗。对于重症肝病患者，伏立康唑使用期间应密切监测血药浓度、最佳血药浓度为 1 ～ 5 μg / mL。本病例每 3 日监测 1 次伏立康唑血药浓度，并根据血药浓度及时调整用药剂量，治疗期间始终未出现伏立康唑不良反应，联合治疗 2 周，腹腔感染控制，腹水明显减少，停用利奈唑胺。继续伏立康唑治疗近 5 个月，复查 G 试验，GM 试验阴转，胸部 CT 右肺近胸膜处实变明显吸收。本病例的治疗经验告诉我们：肝衰竭合并多部位混合菌感染，病情凶险，临床治疗中细致观察、动态监测、及时有效地调整适合的治疗方案才能使患者获益最大。

杨松教授病例点评

本病例是一个重症酒精性肝炎并慢加急性肝衰竭的病例。重症酒精性肝炎是酒精性肝病治疗的难点，如病情进展会发展为慢加急性肝衰竭。重症酒精性肝炎患者治疗的关键在于阻断病情进展，在排除禁忌证后应考虑激素治疗。在应用激素过程中要注意细菌与真菌感染的防治。本例患者即为重症酒精性肝炎激素治疗后出现多部位细菌及真菌感染的病例，所幸患者经过规范细致的抗细菌与真菌

治疗后病情好转。临床医生对于细菌感染往往有较丰富的经验，我们要强调的是在重症酒精肝炎激素治疗过程中注意真菌、细菌感染的防治。就本患者而言，考虑患者肺部与腹腔真菌感染，应用了伏立康唑抗真菌治疗。伏立康唑经肝脏代谢，在肝病患者特别是失代偿期肝病患者使用时要注意药物剂量调整，该例严重肝损伤的患者在血药浓度监测下应用伏立康唑治疗，获得很好的疗效，并未出现相关不良反应，给临床医生提供了很好的经验。

【参考文献】

1. 中华医学会肝病学分会脂肪肝和酒精性肝病学组，中国医师协会脂肪性肝病专家委员会，酒精性肝病防治指南（2018 年更新版）. 临床肝胆病杂志，2018，34(5)：939-946.
2. 焦洪波，佟静，王炳元 . 重症酒精性肝炎的治疗 . 中国医学前沿杂志（电子版），2019，11（6）：前插 1，1-6.
3. 孙福荣，王炳元 . 重症酒精性肝炎与慢加急性肝衰竭 . 临床肝胆病杂志，2019，35（3）：489-493.
4. 董娟，郭红梅，徐杰，泼尼松对重症酒精性肝炎患者病死率的影响 . 临床合理用药，2018，11（2A）：38-42.
5. 中国研究型医院学会肝病专业委员会重症肝病学组与中华医学会肝病学分会重型肝病与人工肝学组 . 重症肝病合并侵袭性真菌感染诊治专家共识 . 中华肝脏病志，2022（2）：159-168.
6. 陈丹俐，陈金军 . 重症肝病合并侵袭性真菌病的抗真菌治疗 . 肝脏，2021，26（7）：804-807.
7. 吴旭玮，黄祖雄 . 重症酒精性肝炎相关感染 . 中华肝脏病杂志，2021，29（8）：736-739.

（段英　张雨　整理）

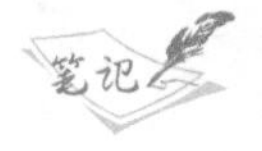

病例21 肝衰竭合并肺部真菌感染

病历摘要

【基本信息】

患者，男性，28岁，主因“发现HBsAg（+）4年余，眼黄、尿黄1月余，间断咳嗽、发热2周”于2017年2月入院。

现病史：患者4年余前体检发现HBsAg(+)，自诉为“大三阳”，肝功能正常，HBV DNA结果不详，未予抗病毒治疗。后患者定期于外院化验，肝功能均正常，未予重视。1个月前患者劳累后出现眼黄、尿黄，恶心、腹胀，无呕吐，无发热、乏力、纳差，无腹痛、厌油腻，未予重视。20余天前就诊于当地卫生院化验HBsAg（+），ALT 780 U/L，AST 348 U/L，ALB 34 g/L，TBIL 134.1 μmol/L，DBIL 83.9 μmol/L，ALP 166 U/L，CHE 2952 U/L，GGT正常，随后到其上级医院住院诊治，住院期间曾呕吐1次，为胃内容物，伴反酸，化验PTA明显降低（31%），肝功能：ALT 1240 U/L，AST 1011 U/L，ALB 29.7 g/L，TBIL 146.14 μmol/L，DBIL 96.5 μmol/L，GGT 108 U/L。血常规WBC 3.22×10^9/L，HGB 130 g/L，CRP 22.56 mg/mL，腹部超声示胆囊壁增厚，胸片提示心肺未见明显异常，诊断为病毒性肝炎，乙型，慢性重型，予恩替卡韦口服抗病毒治疗，甘草酸制剂等药物保肝、降酶，并予同型血浆、人血白蛋白等治疗（未予激素治疗），后患者恶心、纳差等症状逐渐缓解，仍有腹胀；2周前患者出现发热、咳嗽、咳痰、憋气，痰中偶有血丝，体温最高达39 ℃，伴畏寒、寒战，并曾有黑色痰液咳出，予头孢哌酮

舒巴坦抗感染治疗，患者体温降至正常，咳嗽、咳痰、憋气较前缓解。10余天前因大便不畅出现神志改变，反应迟钝、胡言乱语，化验血氨升高、头颅CT未见器质性改变，诊断为肝性脑病，予门冬氨酸鸟氨酸、乳果糖等药物脱氨、酸化肠道、通便等治疗后神志好转，但患者肝功能进一步恶化，4天前化验PTA波动于33%～38%，ALT 62 U/L，AST 68 U/L，ALB 34 g/L，TBIL 377.53 μmol/L，DBIL 232.42 μmol/L，提示胆红素进行性升高，出现胆酶分离，并有轻度贫血（血常规WBC 4.46×10^9/L，HGB 106 g/L，RBC 3.16×10^9/L），为进一步诊治来我院，急诊以“病毒性肝炎，乙型慢性重型”收入院。患者自本次发病以来，精神可，神志如上，食欲可，偶有反酸、烧心，夜间睡眠可，小便色深，大便尚可，体重较前无明显变化。

既往史：平素健康状况良好，患者20余天前于外地住院期间曾多次输血浆治疗。

个人史：患者母亲及弟弟均为HBsAg（+）者，吸烟史8年余，平均3支/天，饮酒史7年余，经常少量饮酒（每月2～3次，每次2～3两白酒），已婚，配偶、孩子体健。否认高血压、冠心病、糖尿病病史，否认其他传染病病史，否认食物、药物过敏史，否认手术、外伤史。预防接种史不详。

【体格检查】

体温37 ℃，脉搏72次/分，呼吸20次/分，血压120/60 mmHg，神志清，精神欠佳，全身浅表淋巴结未触及，皮肤、巩膜重度黄染，肝掌、蜘蛛痣阴性，双下肢可见多发淤点，未见淤斑及皮下出血，双肺呼吸音粗，右肺呼吸音偏低，未闻及干湿啰音及胸膜摩擦音。心律齐，未闻及杂音，腹部饱满，肝区叩击痛阴性，左下腹压痛，无反跳痛，肝、脾肋下未触及，肝浊音界无明显缩小，Murphy征阴

性，腹部移动性浊音可疑，双下肢未见水肿，病理征阴性。

【辅助检查】

入院后检查，血常规 WBC 3.98×10^9/L，RBC 2.82×10^{12}/L，HGB 97.0 g/L，MCV 高（98.37 fL），CREA 55 μmo/L，URCA 40 μmol/L，GLU 4.05 mmol/L，ALT 50.5 U/L，AST 89.9 U/L，TBIL 418.5 μmol/L，DBIL 296.0 μmol/L，ALB 37.6 g/L，TBA 288.9 μmol/L，CK-MB 25.00 U/L，TCHO 2.22 mmol/L，TG 0.33 mmol/L，HDL-C 0.22 mmol/L，CRP 36.60 mg/L。乙型肝炎五项：HBsAg 1714.17 IU/mL，HBeAg 33.07 S/CO，Anti-HBc 9.09 S/CO，HBV DNA 2.52×10^4 IU/mL，抗 HCV 阴性，特种蛋白 IgG 16.90 g/L，IgA 5.52 g/L，CER 0.21 g/L，PCT 1.36 ng/mL，AFP 39.0 ng/mL。自身免疫性肝病相关抗体 [抗线粒体抗体、抗平滑肌抗体、抗胃壁细胞抗体、抗心肌抗体、抗肝肾微粒体抗体、抗线粒体（M2，M4，M9）、抗着丝点抗体、抗核抗体（核均质性）、抗核抗体（颗粒型）、抗核抗体（核仁型）、抗核抗体（核点型）、抗核抗体（有丝分裂型）、抗核抗体（胞浆型）、抗骨骼肌抗体] 阴性，抗 ENA 抗体（抗 SS-A 抗体、抗 SS-B 抗体、抗 nRNP/Sm 抗体、抗组蛋白抗体、抗着丝点 B 蛋白抗体、抗 Jo-1 抗体、抗 Sm 抗体、抗 Scl-70 抗体、抗 Ro-52 抗体、抗 PM-Scl 抗体、抗增殖性细胞核抗原抗体、抗核小体抗体、抗核糖体 P 蛋白抗体、抗线粒体 M2 亚型抗体、抗双链 DNA 抗体），抗 HAV、抗 HDV、抗 HEV 均阴性，辅助性 T 细胞亚群 $CD3^+$ 717 个 /μL，$CD3^+CD8^+$ 正常，$CD3^+CD4^+$ 283 个 /μL。尿常规 pH 7，BIL（++）35 μmo1/L。便常规黄色软便，OB 阴性反应。凝血功能 PT 29.3 s，PTA 28.0%，INR 2.57，Fb 155.0 mg/dL。便涂片查霉菌：见疑似酵母菌，未见菌丝，

球杆比例 2∶1。β-D- 葡聚糖试验 45.62 pg/mL。半乳甘露聚糖抗原检测（GM 试验）阴性；痰培养阴性；腹部超声：肝脏大小正常，肝实质回声偏粗、脾大、胆囊壁毛糙、左侧胸腔积液。腹部增强 CT：轻度脂肪肝，肝内淋巴结淤滞可能，脾稍大。胸部 CT 平扫（图 21-1）：两肺上叶团块影、右肺下叶结节灶，考虑感染性病变，双胸腔积液，交界面处两肺下叶影膨胀不全。右肺下叶肺大疱。

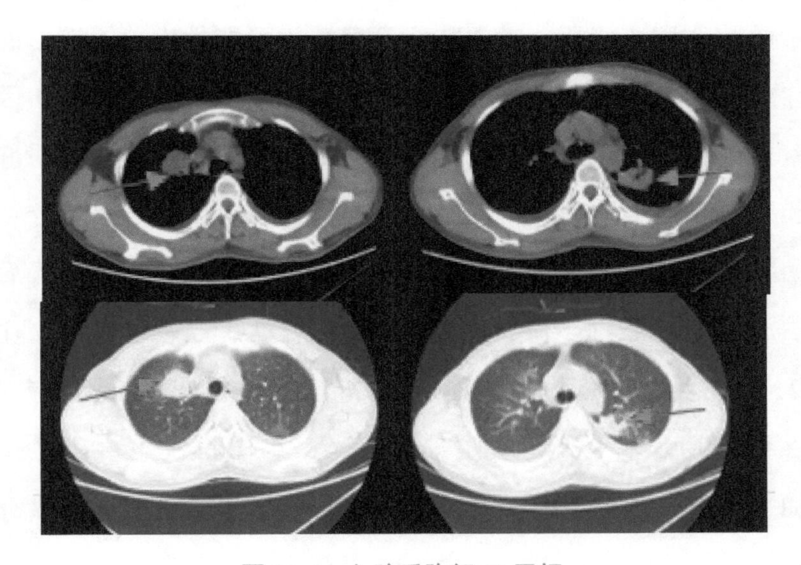

图 21-1　入院后胸部 CT 平扫

【诊断】

乙型病毒性肝炎，慢性重型（慢加急性肝衰竭），肺部感染，胸腔积液，低蛋白血症，肠道菌群失调，肺大疱，脂肪肝，反流性食管炎。

【诊疗经过】

住院后继续使用恩替卡韦抗病毒治疗，予异甘草酸镁、还原型谷胱甘肽、多烯磷脂酰胆碱、丁二磺酸腺苷蛋氨酸静脉滴注保肝、降酶、退黄治疗，予补充白蛋白及输注血浆支持治疗，予补液、纠

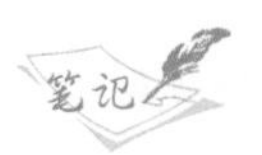

正电解质紊乱；考虑到患者肝功能衰竭、免疫力低下，肺部感染，需积极控制感染，予比阿培南抗细菌感染。住院第2天，因患者免疫低下，痰涂片见真菌，便涂片见疑似酵母菌，加用氟康唑预防性抗真菌感染；住院1周后胸部CT显示右肺上叶球形灶（右下叶结节灶较前变化不大）（图21-2），进一步检查β-D-葡聚糖试验（G试验）85.96 pg/mL（最高达193.8 pg/mL），较前升高，结合患者胸部CT展示的肺部病变特征，考虑肺部真菌感染可能性大，予针对曲霉菌疗效好的伏立康唑抗真菌感染，但3天后（住院第11天）因胆红素进行性上升（最高达513 μmol/L），将伏立康唑调整为对肝损伤相对较小的卡泊芬净，同时继续应用比阿培南抗感染治疗；调整治疗后患者体温好转，咳嗽、咳痰、憋气症状减轻，10天后复查G试验数值较前下降，胸部CT提示感染病灶较前控制，住院第21天抗生素降阶调整为哌拉西林舒巴坦联合卡泊芬净治疗。但是在调整治疗后9天（住院第30天），患者再次出现高热，咳嗽加重，感染指标较前升高，重新调整抗生素为比阿培南联合卡泊芬净后体温得到控制，咳嗽、咳痰等症状也逐渐好转，未再发热，抗细菌感染联合抗真菌感染治疗30天（住院第37天）后复查胸部CT平扫，提示两肺上叶炎性病变较前吸收；右肺下叶及左肺下叶炎性病灶，较前变化不大（图21-3）；联合抗感染治疗47天后复查炎症指标（CRP 9 mg/L、PCT 0.15 ng/mL）、G试验阴性，胸部CT提示肺部感染好转，肝功能好转（ALT 31 U/L，AST 41.6 U/L，TBIL 83.3 μmol/L，DBIL 75.3 μmol/L，ALB 32.6 g/L，TBA 473.7 μmol/L，CHE 2743 U/L，Pre-A 48.1 mg/L），停用比阿培南及卡泊芬净。

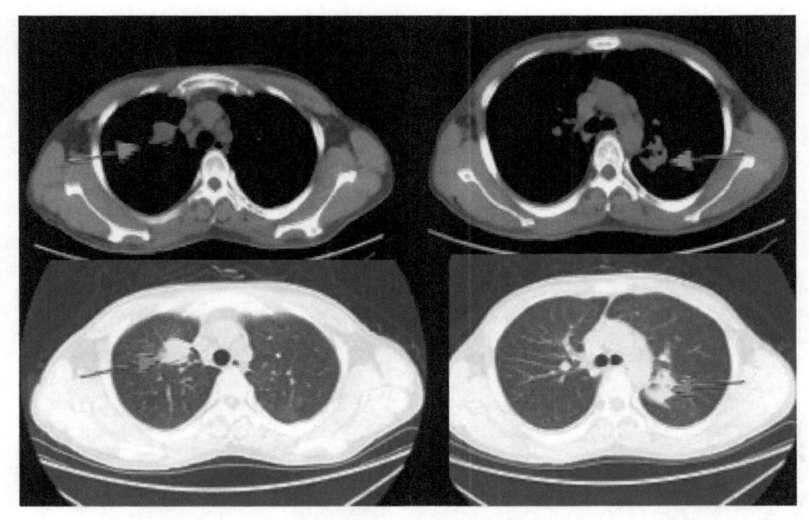
图 21-2　比阿培南抗联合氟康唑抗感染治疗 7 天

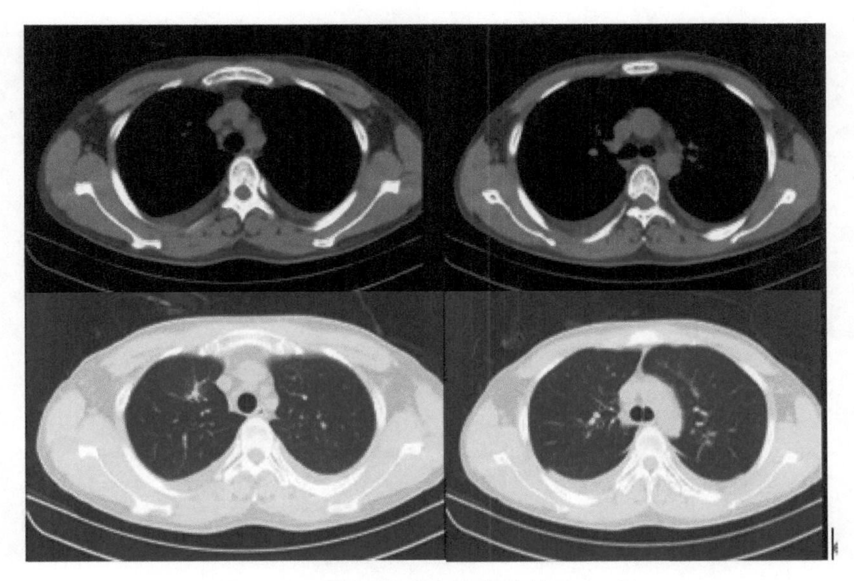
图 21-3　抗细菌联合抗真菌治疗 30 天

【随访】

停止联合抗细菌及真菌治疗后，继续保肝、退黄及支持治疗 2 周余，患者未再出现发热、咳嗽，腹痛、腹泻等不适症状，化验

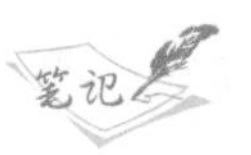

肝功能持续好转（ALT 31.7 U/L，AST 44.3 U/L，TBIL 62.9 μmol/L，DBIL 55.4 μmol/L，ALB ＞ 40 g/L，TBA 394.1 μmol/L，CHE 2474 U/L，Pre-A 72.2 mg/L），PTA 稳 定（50% ～ 62%），G 试验阴性，胸部 CT 提示肺部炎症明显吸收（图 21-4），住院治疗 66 天，临床好转出院（图 21-5）。

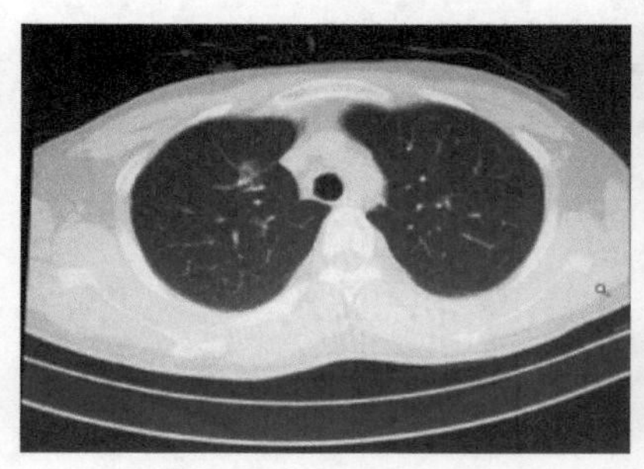
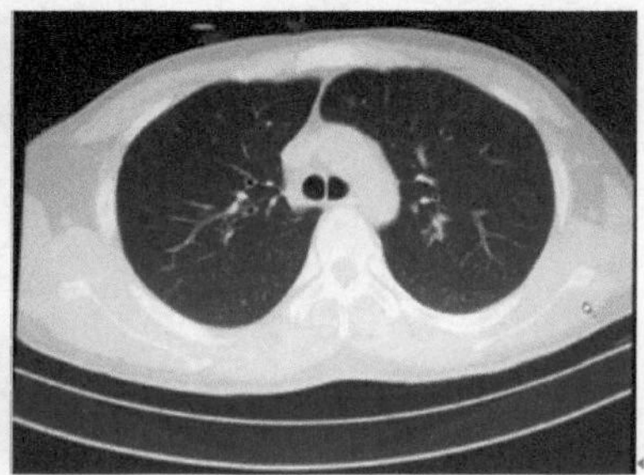

图 21-4　停用抗细菌及抗真菌治疗 2 周后

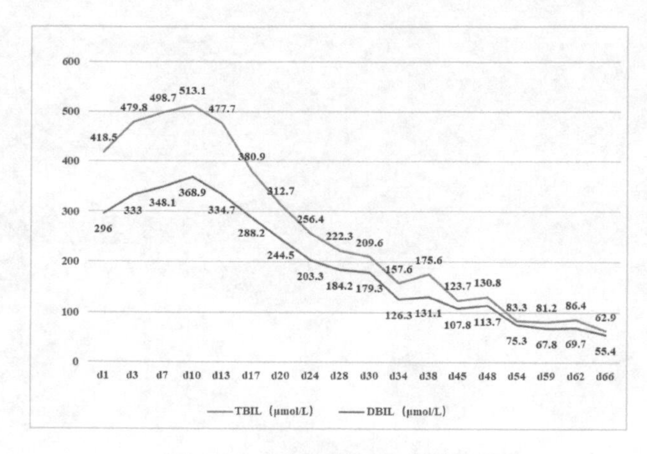

图 21-5　病程中胆红素的变化

病例分析

肝衰竭是多种因素引起的严重肝脏损害，导致合成、解毒、代谢和生物转化功能严重障碍或失代偿，出现以黄疸、凝血功能障碍、

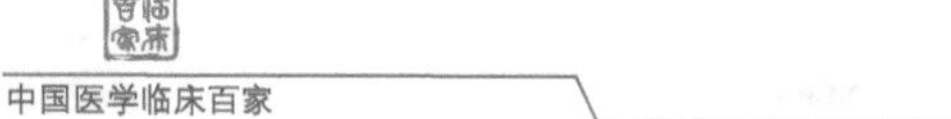

肝肾综合征、肝性脑病、腹水等为主要表现的一组临床症候群。在我国肝衰竭 85% 以上是由 HBV 感染引起。

本例患者明确慢性 HBV 感染病史 4 年，一直未正规诊疗，本次发病为劳累后出现明显消化道症状伴尿色黄染，化验肝功能异常，逐渐出现重度黄疸、肝性脑病、严重凝血功能障碍（PTA ＜ 40%）、胸腔积液（可能与感染有关）等并发症，腹部影像学未提示肝硬化，病原学检查排除了其他嗜肝病毒重叠感染，近期无服用肝损害药物及毒物史，无短期大量饮酒史，筛查自身免疫性肝病指标均阴性。综合以上症状、体征及实验室检查考虑慢性乙型肝炎基础上慢加急性肝衰竭诊断明确。治疗期间出现高热，咳嗽、咳痰，伴憋气，痰带血丝甚至咳黑色痰液史，胸部 CT 提示两肺上叶团块影、右下肺结节影，考虑肺部感染性病变。肝衰竭患者机体免疫功能严重受损，肠道菌群失调，各种细菌、真菌机会性感染明显增加。细菌感染方面最常见致病菌大肠埃希菌和克雷伯菌，多种细菌混合感染及重复感染也较常见。本病例常规经验性使用强力抗细菌药物（碳青霉烯类抗生素的比阿培南）后体温及呼吸道症状不能完全控制。进一步监测 G 试验阳性，考虑肺部细菌、真菌混合感染不能排除。IFI 是指侵犯至人体深部组织器官的真菌感染，是重症肝病患者的严重并发症之一。研究显示肝衰竭合并真菌感染发生率为 2% ～ 15%，且多为院内感染。IFI 在重症肝病患者中最常见的感染部位是肺（37% ～ 56%）。当然也可以发生在消化道、泌尿道、血液、腹腔或胸腔、胆道和中枢神经系统等。曲霉菌属是 IPA 的主要致病菌，其中烟曲霉菌最常见，其次为黄曲霉和黑曲霉。在真菌感染诊断方面，G 试验适用于除隐球菌和毛霉菌以外的所有深部真菌感染的早期诊断，尤其是念珠菌和曲霉菌，但不能确定菌种。半乳甘露聚糖抗原

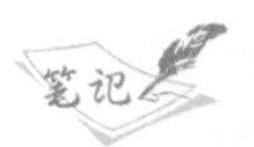

检测（GM 试验）是曲霉菌特异性筛选试验。本例患者 G 试验阳性，结合胸部 CT 双上肺团块影，右肺下叶结节灶，考虑肺部真菌感染可能性大。虽然 GM 试验阴性但并不能排除曲霉菌感染的可能性，同时考虑到患者为肝衰竭病例，肝脏基础差、机体免疫力低下，如果不能及时有效地控制感染将会严重地影响到患者的预后。经过多学科讨论，结合患者肺部影像特诊给患者经验性地应用针对曲霉菌感染的伏立康唑抗真菌治疗（同时联合比阿培南）。但当应用 3 天时发现患者肝功能损害加重，黄疸加深，遂将抗真菌药物调整为卡泊芬净以减轻对肝的毒副作用，联合治疗近 50 天后呼吸道临床症状消失，化验 G 试验阴转，胸部 CT 显示肺部感染病灶明显吸收好转，治疗有效。

邢卉春教授病例点评

肝衰竭是严重肝脏损害导致肝脏功能严重障碍或失代偿的一组临床情况。慢性乙型肝炎患者常常会由于某些诱因短期内出现急性肝功能失代偿或肝功能衰竭，称作为慢加急性肝衰竭。肝衰竭的情况下，患者肝脏合成、解毒、代谢及生物转化功能严重受损，机体免疫力低下，特别容易发生各种各样的并发症，任何一个并发症处理不当，都会严重影响到患者的预后。细菌或真菌感染是肝衰竭常见的并发症，也是促成疾病进一步恶化的重要因素，积极控制感染非常重要，对于拟诊真菌感染者，就需要积极地“抢先治疗”或“经验性治疗”来抗真菌，而不拘泥于病原学结果的回报。该患者的临床经过相对典型，非常重要的治疗经验就是及时发现在细菌感染的基础上可能合并的真菌感染，又及时进行

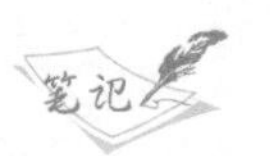

了有效的抗真菌、抗细菌的治疗，在治疗的过程中根据患者临床症状、体征的变化及时调整了药物，从而获得了比较好的疗效。需要特别提醒的是肝功能障碍的患者对伏立康唑的清除率明显降低，因此对于慢性肝病患者选择伏立康唑抗真菌治疗时，通常需要减量应用，密切监测血药浓度，使之维持在理想的浓度范围内（1～5 μg / mL）。

病原学检查对于细菌感染的诊断及疗效检测非常重要，但诊治患者的过程中临床症状变化更为重要，该患者在将抗细菌药物降级后，体温升高、呼吸道症状加重，而再次调整为比阿培南后体温及呼吸道症状得到控制，虽然没有培养鉴定出耐药菌，但患者临床症状的变化给我们很重要的提示，因此在临床诊治的过程中关注患者每一个细微的变化都是非常重要的。

【参考文献】

1. 中华医学会感染病学分会肝衰竭与人工肝学组．肝衰竭诊治指南（2018 年版）．中华肝脏病杂志，2019，27（1）：18-26.
2. 中国研究型医院学会肝病专业委员会重症肝病学组与中华医学会肝病学分会重型肝病与人工肝学组．重症肝病合并侵袭性真菌感染诊治专家共识．中华肝脏病杂志，2022（2）：159-168.
3. 中华医学会感染病学分会．终末期肝病合并感染诊治专家共识（2021 年版）．中华传染病杂志，2022. 40（4）：198-210.
4. 陈丹俐，陈金军．重症肝病合并侵袭性真菌病的抗真菌治疗．肝脏，2021，26（7）：804-807.
5. 贺新春，唐世刚，陈亮，等．乙型肝炎相关慢加急性肝衰竭患者医院侵袭性肺真菌病的临床研究．中国感染控制杂志，2020，19（8）：733-736.
6. 中国研究型医院学会肝病专业委员会重症肝病学组与中华医学会肝病学分会重型肝病与人工肝学组．重症肝病合并侵袭性真菌感染诊治专家共识．中华肝脏病杂

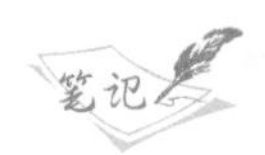

志，2022（2）：159-168.

7. 中华医学会感染病学分会．终末期肝病合并感染诊治专家共识（2021 年版）. 中华传染病杂志，2022，40（4）：198-210.

8. 陈丹俐，陈金军．重症肝病合并侵袭性真菌病的抗真菌治疗．肝脏，2021，26（7）：804-807.

9. 贺新春，唐世刚，陈亮，等．乙型肝炎相关慢加急性肝衰竭患者医院侵袭性肺真菌病的临床研究．中国感染控制杂志，2020，19（8）：733-736.

（段英　赵莹莹　整理）

病例 22　抗结核药物所致亚急性肝衰竭

病历摘要

【基本信息】

患者，男性，49 岁，主因“发现肝功能异常 1 个月，加重伴乏力、纳差 1 周”于 2021 年 6 月 9 日入院。

现病史：患者 2021 年 3 月 23 日因骨结核于外院手术后予抗结核药物治疗，治疗过程中出现上腹饱胀，无发热、恶心、呕吐、腹痛腹泻，无明显纳差症状，4 月 13 日化验肝功能异常，主要表现为 ALT 55 U/L，考虑药物性肝损伤，未调整抗结核用药，予以谷胱甘肽片、水飞蓟宾等口服药物保肝治疗 1 个月后，患者逐渐出现尿黄、皮肤和巩膜黄染，分别于 5 月 17 日、5 月 26 日动态复查肝功能，结果提示 ALT、AST、TBIL、GGT、TBA 均进行性升高，ALB 逐渐下降，予调整抗结核药物方案，同时继续原有保肝药物治疗 9 天，因上述症状不断加重，于 6 月 2 日停用抗结核药。6 月 3 日患者至我院急诊查血常规：WBC 18.71×10^9/L，NE% 81.60%，LY% 9.00%，RBC 5.68×10^{12}/L，HGB 158.00 g/L，PLT 275.00×10^9/L；肝功能：ALT 822.2 U/L，AST 630.4 U/L，TBIL 378.3 μmol/L，DBIL 271.4 μmol/L，ALB 35.6 g/L，GLO 18.1 g/L，GGT 90.1 U/L，ALP 223.2 U/L，TBA 253.8 μmol/L；NH_3 89.00 μmol/L；AFP 89.58 ng/mL；PTA 18.00%，INR 3.56；甲型、乙型、丙型、丁型、戊型病毒性肝炎

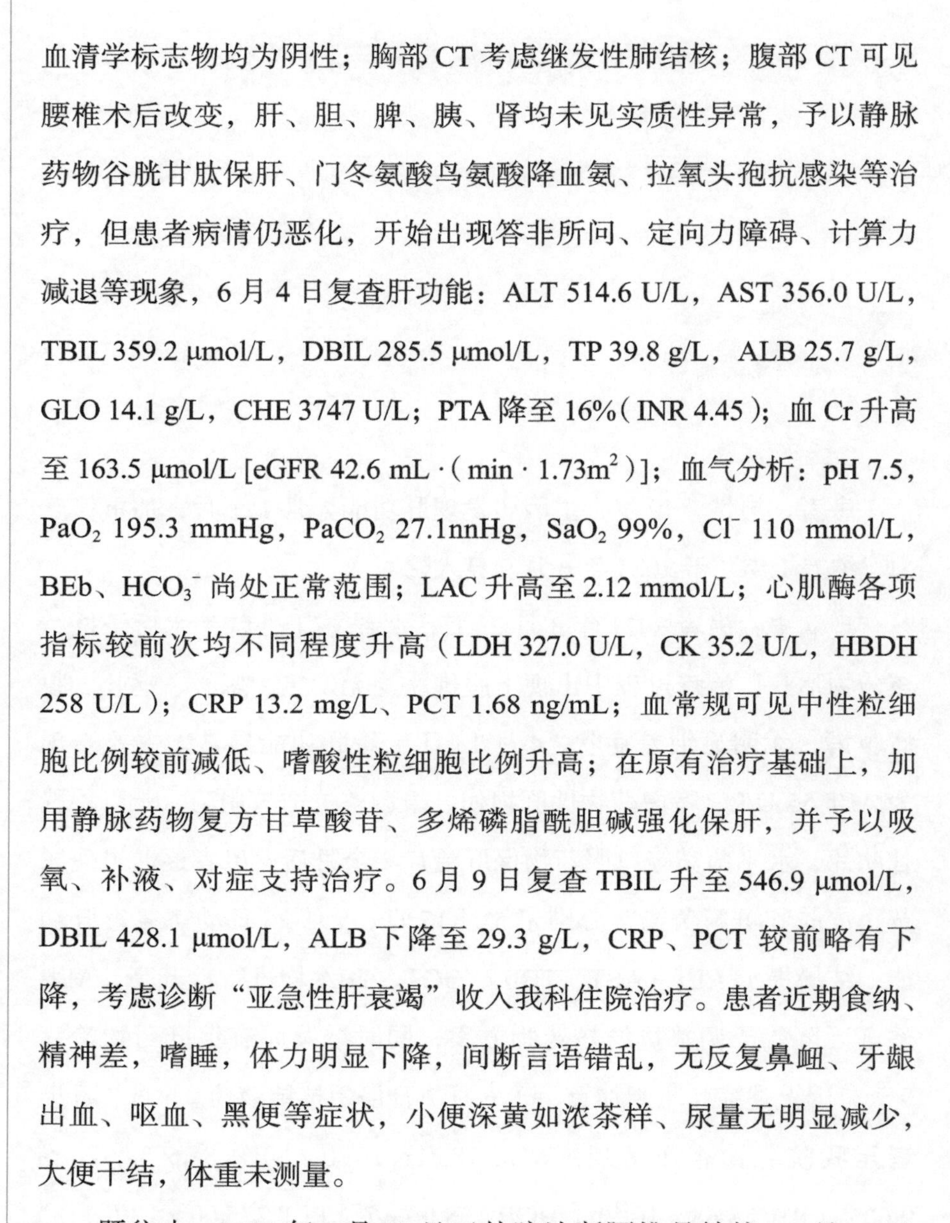

血清学标志物均为阴性；胸部CT考虑继发性肺结核；腹部CT可见腰椎术后改变，肝、胆、脾、胰、肾均未见实质性异常，予以静脉药物谷胱甘肽保肝、门冬氨酸鸟氨酸降血氨、拉氧头孢抗感染等治疗，但患者病情仍恶化，开始出现答非所问、定向力障碍、计算力减退等现象，6月4日复查肝功能：ALT 514.6 U/L，AST 356.0 U/L，TBIL 359.2 μmol/L，DBIL 285.5 μmol/L，TP 39.8 g/L，ALB 25.7 g/L，GLO 14.1 g/L，CHE 3747 U/L；PTA降至16%（INR 4.45）；血Cr升高至163.5 μmol/L [eGFR 42.6 mL·（min·$1.73m^2$）]；血气分析：pH 7.5，PaO_2 195.3 mmHg，$PaCO_2$ 27.1nnHg，SaO_2 99%，Cl^- 110 mmol/L，BEb、HCO_3^-尚处正常范围；LAC升高至2.12 mmol/L；心肌酶各项指标较前次均不同程度升高（LDH 327.0 U/L，CK 35.2 U/L，HBDH 258 U/L）；CRP 13.2 mg/L、PCT 1.68 ng/mL；血常规可见中性粒细胞比例较前减低、嗜酸性粒细胞比例升高；在原有治疗基础上，加用静脉药物复方甘草酸苷、多烯磷脂酰胆碱强化保肝，并予以吸氧、补液、对症支持治疗。6月9日复查TBIL升至546.9 μmol/L，DBIL 428.1 μmol/L，ALB下降至29.3 g/L，CRP、PCT较前略有下降，考虑诊断“亚急性肝衰竭”收入我科住院治疗。患者近期食纳、精神差，嗜睡，体力明显下降，间断言语错乱，无反复鼻衄、牙龈出血、呕血、黑便等症状，小便深黄如浓茶样、尿量无明显减少，大便干结，体重未测量。

既往史：2021年3月19日于外院诊断腰椎骨结核，3月23日开始予异烟肼400 mg/d＋利福平0.6 g/d＋乙胺丁醇0.75 g/d＋吡嗪酰胺0.5 g/d口服抗结核治疗，4月1日行腰椎病损切除术，5月26日改抗结核药物为异烟肼300 mg/d＋利福平0.45 g/d＋莫西沙星0.4 g/d＋乙胺丁醇0.75 g/d。高血压病史2年余，口服硝苯地平控释

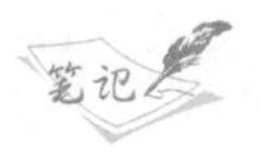

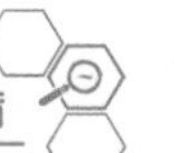

片 30 mg qd 控制血压，目前已停药，血压维持尚可。否认冠心病、糖尿病病史，否认其他传染病病史，否认食物、药物过敏史，否认外伤史。父母体健，否认家族中有类似病患者，否认遗传病病史、肿瘤史、冠心病及糖尿病病史。

个人史：无传染病疫区及地方病疫区居住史，无冶游史，否认吸烟史及饮酒史，已婚，配偶及子女体健。

【体格检查】

体温 37.2 ℃，脉搏 82 次 / 分，呼吸 20 次 / 分，血压 127/83 mmHg。体形适中，肝病面容，平车推入病房，神志清楚，查体合作，间断答非所问，定向力障碍，计算力减退。全身皮肤、双侧巩膜重度黄染，肝掌及蜘蛛痣阴性，胸前散在少量红色皮疹，未见淤点、淤斑，牙龈无出血。双侧呼吸运动均匀对称，肋间隙、双肺触觉语颤无异常，未触及胸膜摩擦感，双肺呼吸音稍粗，未闻及干湿啰音及胸膜摩擦音。腹部饱满，腹软，上腹部轻度深压痛，无反跳痛及肌紧张，肝、胆、脾未触及，肝区无叩击痛，移动性浊音阴性，肠鸣音正常。脊柱正中线处可见术后瘢痕，周身未见水肿。扑翼样震颤可疑。心脏查体均未见阳性异常。

【辅助检查】

入我科后全血细胞分析：WBC 9.17×10^9/L，NE% 65.90%，RBC 4.36×10^{12}/L，HGB 123.0 g/L，MCV 97.70 fL，MCH 34.70 pg，PLT 115.0×10^9/L。T、B、NK 细胞计数：$CD3^+CD8^+$ 231 个 /μL，$CD3^+CD4^+$ 1270 个 /μL，Ratio 5.51。尿常规：BIL +++。肝功能：ALT 125.2 U/L，AST 75.6 U/L，TBIL 486.5 μmol/L，DBIL 375.6 μmol/L，TP 43.5 g/L，ALB 28.0 g/L，GLO 15.5 g/L，LDH 295.5 U/L，GGT 161.6 U/L，TBA 241.9 μmol/L，肾功能：CREA 106.6 μmol/L，

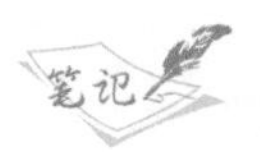

eGFR 71.4 mL/（min · 1.73 m^2）。血脂：TCHO 2.18 mmol/L，TG 0.50 mmol/L，HDL-C 0.14 mmol/L，ApoA1 0.03 g/L，ApoB 0.58 g/L。电解质：K^+ 2.94 mmol/L，Ca^{2+} 2.10 mmol/L，Mg^{2+} 0.68 mmol/L，URCA 93.0 μmol/L。凝血功能：PT 28.40 s，PTA 25.00%，APTT 56.40 s，Fb 140.00 mg/dL，INR 2.63。甲状腺功能：T3 ＜ 0.40 ng/mL，TSH 0.25 μIU/mL，FT3 1.32 pg/mL。特种蛋白：C3 0.20 g/L，C4 0.06 g/L，CER 0.17 g/L。肿瘤系列：AFP 386.89 ng/mL，CEA 6.0 ng/mL，CA-199 46.6 U/mL，ProGRP 103.4 pg/mL。CRP 13.3 mg/L，PCT 0.72 ng/mL，T-SPOT 反应呈强阳性。NH_3 正常上限。自身免疫性肝病、ENA 谱、CMV-IgM、TORCH 系列、HIV、梅毒等指标均无异常。BNP、心电图未见异常。

胸部平扫 CT 可见双肺多发改变，纵隔淋巴结稍肿大，考虑继发性肺结核可能。

腹部平扫 CT 可见腰椎术后改变，部分椎体骨质破坏；未见肝实质明显改变，未见肝内外胆管扩张。

【诊断】

亚急性肝衰竭；抗结核药物性肝损伤，肝细胞型，急性，RUCAM 9 分（极可能），严重程度 4 级；肝性脑病，低蛋白血症，肝内胆汁淤积；胆系感染，肠道菌群失调；腰椎骨结核术后，椎体骨质破坏，继发性肺结核；呼吸性碱中毒合并代谢性酸中毒，低钾血症；高血压 3 级高危；轻度贫血。

【治疗经过】

停用抗结核药物，给予输血浆、输人血白蛋白，静脉滴注异甘草酸镁静、还原型谷胱甘肽、S- 腺苷蛋氨酸、熊去氧胆酸、多烯磷脂酰胆碱等药物保肝利胆，比阿培南联合利福昔明抗感染同时治疗

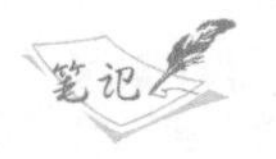

肝性脑病，改善微循环，乳果糖酸化肠道，抑酸护胃，对症支持等综合治疗。住院期间每日监测出入液量、血压、心率及末梢血氧饱和度，定期复查相关化验指标，积极发现和处理并发症。患者肝性脑病纠正，食纳情况好转，腹胀减轻，黄疸逐渐消退，监测各项生化指标明显改善，将抗菌药物逐渐降级为莫西沙星，8 月 2 日复查血常规：WBC 4.16×10^9/L，NE% 54.80%，RBC 3.08×10^{12}/L，HGB 107.0 g/L，PLT 91.0×10^9/L。肝功能：ALT 15.8 U/L，AST 26.3 U/L，TBIL 56.6 μmol/L，DBIL 52.0 μmol/L，TP 55.6 g/L，ALB 31.6 g/L，ALP 126.1 U/L，TBA 242.9 μmol/L，Pre-A 42.0 mg/L。AFP 16.31 ng/mL。肾功能、凝血功能及炎症指标均恢复正常（PTA 升至 92%，血 Cr 降至 78 μmol/L，CRP 降至 4.8 mg/L，PCT ＜ 0.05 ng/mL）。血、尿、便检验无机会性病原菌感染证据。

【随访】

患者出院后严格避免应用确定及可疑的肝损伤药物。2021 年 8 月 24 日（患者出院 1 个月后）于我院复诊：肝功能：ALT 11.9 U/L，AST 24.5 U/L，TBIL 37.1 μmol/L，DBIL 27.7 μmol/L，ALB 40.5 g/L，GGT 35.6 U/L，ALP 126.2 U/L，TBA 48.8 μmol/L，Pre-A 105.6 mg/L。AFP 9.62 ng/mL。PTA 90%。HGB 已恢复正常。尿常规、肾功能、电解质、血糖及炎症指标均正常。腹部超声：肝弥漫性病变，脾大，胆囊增大，胆囊壁毛糙；未探及腹水；腹腔腹主动脉旁未触及明显肿大淋巴结。2021 年 11 月 23 日（患者出院 3 个月后）于我院复诊：肝功能：ALT 22.3 U/L，AST 31 U/L，TBIL 17.8 μmol/L，DBIL 6.6 μmol/L，ALB 47.2 g/L，GGT 37.2 U/L，ALP 121.3 U/L，TBA 9.3 μmol/L，Pre-A 158.3 mg/L。AFP 3.02 ng/mL。PTA 88%。血尿便常规、肾功能、电解质、血糖及炎症指标均正常。腹部超声：

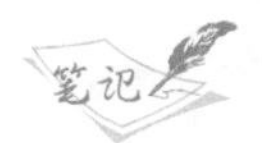

肝弥漫性病变，脾大，胆囊增大、壁毛糙，未探及腹水。

病例分析

在抗结核治疗过程中可能出现不同类型的药物不良反应，其中以抗结核药物性肝损伤（anti-tuberculosis drug-induced liver injury，ATB-DILI）最为常见、危害性最大。从全球范围来看，抗结核药物是导致 DILI 以及药物性肝功能衰竭的重要原因，我国 ATB-DILI 的发生率为 9.5% ～ 10.58%，印度为 3.8% ～ 10%，格鲁吉亚为 19%，美国＜ 1%，英国为 4%，西班牙为 3.3%，土耳其为 3.2%。种族、社会经济状况、地理位置、病毒性肝炎的流行分布等因素均与发病率有关。中华医学会消化病学分会肝胆协作组在 2013 年公布的统计调查数据表明，我国抗结核药物引起的重症 DILI 发病率（27.3%）仅次于中草药引起的（71.7%），也是导致患者死亡的主要病因。

中华医学会结核病学分会组织相关专家共同制定了《抗结核药物性肝损伤诊治指南（2019）版》，对 ATB-DILI 的定义、危险因素、发生机制、病理表现、临床分型、诊断及治疗等多方面进行了阐述，为 ATB-DILI 的规范诊治提供了重要指导。ATB-DILI 的临床诊断应结合用药史、临床特征和肝脏生化学指标动态改变的特点、药物再刺激反应、其他肝损伤病因的排除等进行综合分析；肝脏活检组织学检查有助于诊断和鉴别诊断。目前，缺乏特异性的生物学诊断标志物、潜伏期个体差异显著，仍是确诊的主要难题。指南推荐 RUCAM 因果关系评分量表用于对 ATB-DILI 的诊断。完整的 ATB-DILI 临床诊断应包括诊断命名、临床分型、病程、RUCAM 评分结果及严重程度分级。此外，对有基础肝病背景或存在多种肝损伤病

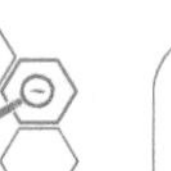

因的患者，应仔细甄别肝损伤的最可能原因并慎重诊断，以便正确对因治疗。

ATB-DILI 的发生机制尚不明朗，总体来看与其他 DILI 无明显差别，目前公认有两点：①药物所产生的代谢物对肝脏的直接毒性作用；②自身免疫调节反应。在此基础上，可将 DILI 分为固有型和特异质型。其临床表现各异且无特异性，可表现为无症状性的肝酶升高，也可出现肝炎样表现甚至肝衰竭，临床上几种表现常可同时存在且呈动态转换；多在用药后 1 周～ 3 个月内发生，高峰期多出现在 1 ～ 2 周或 2 个月左右。

本例患者为中年男性，既往身体素质良好，无基础肝病及胆道疾病史，无长期大量饮酒史，在开始抗结核药物治疗 4 周内出现肝功能异常，辅助检查提示肝炎病毒学标志物、自身免疫性肝病系列均为阴性；腹部影像学检查未见胆道梗阻、恶性占位等病变，因此可除外酒精性肝炎、病毒性肝炎、自身免疫性肝炎等其他原因导致的肝损伤。患者首次出现肝损伤发生于口服抗结核药物之后 3 周内，考虑 ATB-DILI 可能性大。根据 RUCAM 量表，分项评分后诊断：抗结核药物性肝损伤，肝细胞型，急性，RUCAM 9 分（极可能），严重程度 4 级。患者起病较急，来我院就诊时病程不超过 10 周，有明显乏力，严重纳差、腹胀等症状；查体见周身皮肤及双侧巩膜重度黄染，有 Ⅰ ～ Ⅱ 度肝性脑病症状，小便色深黄；ALT 和 AST 由 20ULN 快速下降，伴黄疸进行性加深（血清 TBIL ＞ 10ULN），PTA ＜ 20%，INR ＞ 2.6；同时合并严重胆系感染、肝性脑病等并发症，符合亚急性肝衰竭的诊断。

ATB-DILI 的首要治疗措施是及时停用导致肝损伤的药物；积极予以保肝治疗，包括降酶、利胆、清除氧自由基、改善肝细胞能

量代谢等，糖皮质激素宜用于治疗免疫机制介导的DILI，但须严格掌握适应证，充分权衡治疗风险/获益比、以免加重基础结核病；病情严重者应住院接受综合治疗，有肝衰竭表现时应积极采取抢救措施，如高容量血浆置换、人工肝、人工肾等支持疗法，必要时需行肝移植以尽可能延长生存时间。药物性肝损伤提倡早发现、早诊断、早治疗，在造成不可逆性肝损伤之前及时停药。本例患者在及时停用抗结核药物、给予强化保肝药物治疗的基础上，积极抢救肝衰竭，控制感染，对于肝性脑病等严重肝外并发症持有预见性，同时根据患者的血压、尿量等具体情况适当补液、纠正水电解质紊乱，加强白蛋白、血浆输注等支持治疗。“早发现、早诊断、早治疗”是基本原则，更是抢救成功的关键因素；对于危重症患者，生存率是评估疗效的主要指标，应注意加强监护，监测各项生命体征变化，动态评估病情，从而及时、相应地调整治疗。急性ATB-DILI大多预后良好，停药后95%改善或痊愈，但急性重症DILI病死率高达27.3%，接受肝移植患者的1年生存率仅为50%。疾病迁延可导致慢性肝损伤，并逐渐发展至肝硬化、AIH样DILI及慢性肝内胆汁淤积等，少数患者还可出现肝窦阻塞综合征、肝小静脉闭塞及肝脏肿瘤等。

李明慧教授病例点评

患者为中年男性，在开始抗结核药物治疗4周内出现肝功能异常，尽管已多次调整用药并同时接受保肝治疗，但在持续、联合使用抗结核药物的基础上，12周内已发展至亚急性肝功能衰竭。ATB-DILI的诊断主要为排除性诊断，需要考虑患者是否存在基础肝脏疾

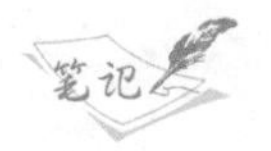

病（尤其是病毒性肝炎）、其他可疑药物应用史、免疫缺陷、年龄及饮酒史等相关危险因素。有荟萃分析显示，HBV 患者在抗结核治疗时出现 DILI 的危险性是非 HBV 患者的 5.38 倍，同时 HBeAg 阳性免疫耐受期患者抗结核治疗时发生 DILI 的危险性是 HBeAg 阴性非活动性 HBV 携带者的 2.1 倍；此外，并发 HCV 感染是发生 DILI 的独立危险因素，发生率是单纯结核病患者的 5 倍。在用药前已有肝损伤或过敏者，再次用药时易出现肝功能衰竭，常因病情进展迅速、多器官受累而死亡。因此，需强调在抗结核治疗前应根据 Child-Pugh 评分法评估患者的肝脏功能，有高危因素者需谨慎选用抗结核药物，避免可致肝损伤的多种药物联合应用，以减少重症 DILI 的发生。

亚急性肝衰竭是我国最常见的肝衰竭类型，其病死率约为 50%。本例患者病情进展迅速，合并肝性脑病及严重感染，凝血功能进行性减退，使得病死率增加至超过 70%，预后极为凶险。通过及时停用肝损伤药物，积极予以内科综合救治、加强监护和支持治疗，最终使患者达到临床治愈标准，有效改善了预后。

抗结核治疗过程中一旦出现肝功能损伤，正确的处理既能及时纠正和逆转肝功能损伤，也能及时调整抗结核方案，有助于提高抗结核治疗的完成率和治愈率。对于功能恢复期以及恢复后如何再次启动抗结核药物治疗，目前国内外均无统一的规定及标准，应根据患者的肝损伤程度、危险因素和结核病严重程度等进行综合判断，合理尝试并个体化用药。原则上应避免相似药物交叉反应，先试用未曾用过的药物，后按照药物致敏可能性由小到大逐步尝试。

【参考文献】

1. UDOMSINPRASERT W，SAKUNTASRI W，JITTIKOON J，et al. Global DNA hypomethylation of Alu and LINE-1 transposable elements as an epigenetic biomarker of anti-tuberculosis drug-induced liver injury. Emerging microbes & infections，2021，10（1）：1862-1872.
2. 中华医学会结核病学分会．抗结核药物性肝损伤诊治指南（2019 年版）. 中华结核和呼吸杂志，2019，42（5）：343-356.
3. SHEN T，LIU Y，SHANG J，et al. Incidence and etiology of drug-induced liver injury in mainland china. Gastroenterology，2019，156（8）：2230-2241. e11.
4. 郑宜翔，马淑娟，谭德明，等．乙型肝炎患者抗结核治疗时肝损害的 Meta 分析．中华肝脏病杂志，2014，22（8）：585-589.

（张璐　许梦娇　整理）

病例 23　肝内胆管细胞癌合并肝脓肿

病历摘要

【基本信息】

患者，女性，52 岁，主因“右上腹痛 4 个月，发热伴咳嗽 3 月余”于 2019 年 2 月 13 日入院。

现病史：2018 年 10 月底患者无明显诱因出现右上腹痛，为钝痛，无放射痛，可耐受，无发热、咳嗽、咳痰、胸疼、呼吸困难，不能平卧，可侧卧休息。1 周后出现发热、咳嗽、咳痰，为白色黏痰，伴胸闷，体温最高 38.2 ℃，就诊于当地诊所，“输液治疗 10 天”，具体用药不详，病情无好转。2018 年 12 月 15 日左右因发热、咳嗽加重就诊于当地医院，化验检查后考虑为胸腔积液伴感染，予抗感染等治疗，具体用药不详，患者仍有持续低热。后因治疗效果欠佳于 2018 年 12 月 27 日就诊于某医院，化验血常规：WBC 10.17×10^9/L，NE% 87.90%，RBC 3.57×10^{12}/L，HGB 99.0 g/L，PLT 279.0×10^9/L。肝功能：ALT 20 U/L，AST 14 U/L，TBIL 11.2 μmol/L，DBIL 4.7 μmol/L，ALB 32.9 g/L，GGT 272 U/L，ALP 275 U/L，TBA 7.6 μmol/L。腹部增强 CT 示右膈顶与肝左叶占位，后纵隔右心房及下腔静脉右侧及右心膈角区结节灶，考虑恶性肿瘤可能性大，前者为原发？肝脏 S7 段异常强化结节，转移瘤？不典型血管瘤待排；S5 段血管瘤；门静脉高压，脾大表现；双侧胸腔积液，右侧为著并右肺中叶及下叶部分不张，心包积液。腹部核磁：右膈顶与肝左叶占位：恶性肿瘤表现，考虑来源于膈肌

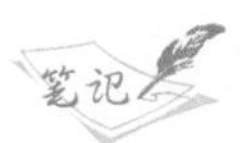

或肝包膜之肉瘤可能；后纵隔右心房及下腔静脉右侧及右心膈角区结节灶，考虑转移瘤；肝右叶 S5 段占位，考虑转移；肝硬化表现。入院后考虑肿瘤、肺部感染，予哌拉西林他唑巴坦抗感染，后加用盐酸莫西沙星，并予对症保肝等治疗。因治疗效果欠佳于 2019 年 1 月 6 日出院，1 月 7 日就诊于另一医院，入院化验血常规：WBC 18.88×10^9/L，NE% 92.4%，RBC 3.55×10^{12}/L，HGB 102 g/L。前降钙素 0.644 ng/mL；生化：ALT 38 U/L，ALB 32 g/L，GGT 411 U/L，ALP 306 U/L。胸腹部增强 CT：右心缘旁占位性病变，肝脏低密度灶，肝脏前缘占位性病变，恶性肿瘤不除外，建议穿刺活检？双侧胸腔积液，脾大，胆囊炎，盆腔积液。入院后考虑右心缘旁及肝脏占位性病变，肿瘤？脓肿？胸腔积液。入院后化验白细胞，中性粒细胞进行性升高，CRP 93.9 mg/L，血沉 39 mm/h。经消化内科及肝胆外科会诊后，考虑为肝脓肿，于 2019 年 1 月 11 日行 CT 引导下胸腔穿刺引流 + 肝脓肿穿刺引流术，术后脱落细胞学检查：中性粒细胞 55%，淋巴细胞 40%，未查见病理细胞。诊断为肝脓肿，予利奈唑胺、美罗培南抗感染，肝脓肿引流 + 脓腔阿米卡星冲洗、增强免疫力及保肝等治疗。2019 年 1 月 23 日予拔除肝脓肿穿刺引流管，引流液送检涂片可见假菌丝，予氟康唑抗真菌治疗。病程中患者反复发热，曾调整利奈唑胺为替考拉宁，并应用替加环素 4 天，后腹部超声示肝左叶后壁囊性包块。再次请消化内科及肝胆外科会诊，于 2019 年 1 月 25 日再次行 CT 引导下胸腔穿刺引流 + 肝脓肿穿刺引流术，术后脱落细胞学检查：中性粒细胞 65%，淋巴细胞 30%，间皮细胞 5%。并调整抗生素为美罗培南、甲硝唑、氟康唑抗感染，脓肿引流 + 脓腔清洗，肠外营养支持等治疗。后复查胸部 CT 呼吸内科考虑患者

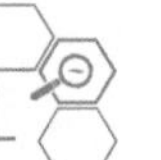

病情好转，于2月1日出院。患者出院后继续利奈唑胺、左氧氟沙星抗感染，仍有持续低热，体温最高38.5 ℃，昨日患者突发高热，体温最高40.7 ℃，伴畏寒、寒战，应用吲哚美辛栓后体温降至正常范围，现为进一步诊治就诊于我院，门诊以“肝脓肿”收入我科。患者近期食欲可，睡眠较差，乏力明显，大小便未见明显异常，近3个月体重减轻4 kg。

既往史：既往健康状况一般，对“头孢”过敏，2018年行“经阴子宫全切术”，2019年1月曾于上文第二家医院行2次肝脓肿穿刺引流术，否认高血压、冠心病、糖尿病病史，否认其他传染病病史，否认食物过敏史，否认外伤史。

个人史：无地方病疫区居住史，无传染病疫区生活史，无冶游史，否认吸烟史，否认饮酒史。

【入院查体】

体温38.1 ℃，脉搏88次/分，呼吸19次/分，血压100/70 mmHg。发育正常，营养良好，体形适中，表情自如，神志清楚，精神正常，步入病房，步态正常，正常面容，自主体位，查体合作。全身皮肤黏膜颜色正常，无黄染。睑结膜略苍白，巩膜正常，无黄染，K-F环（–），右下肺呼吸运动稍减弱，右下肺呼吸低，右上腹可见一引流管，引流通畅。余查体（–）。

【辅助检查】

血常规：WBC 32.39 × 10^9/L，NE% 95.04，NE 30.77 × 10^9/L，WBC 3.09 × 10^{12}/L，HGB 83 g/L，PLT 275 × 10^9/L；CRP 177.5 mg/L；PCT 22.48 ng/mL。β-D-葡聚糖试验＜10.0 pg/mL。

急诊肝功能：ALT 12.4 U/L，AST 34.7 U/L，TBIL 9.0 μmol/L，DBIL 4.9 μmol/L，ALB 31.7 g/L，ALP 175.7 U/L，GGT 157 U/L，

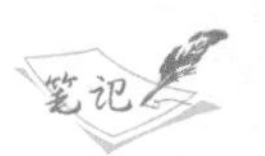

CHE 2387 U/L，TBA 1.3 μmol/L。电解质 + 肾功能 + 血糖 + 血氨：K^+ 4.26 mmol/L，Na^+ 133.4 mmol/L，Cl^- 100.8 mmol/L，Ca^{2+} 2.2 mmol/L，Mg^{2+} 0.8 mmol/L，P 0.85 mmol/L，UREA 5.27 mmol/L，CREA 31.2 μmol/L，GLU 7.18 mmol/L，NH_3 35 μmol/L，凝血功能：PT 16.80 s，PTA 59.00%，INR 1.56，APTT 34.8 s，Fb 422.00 mg/dL，TT 13.7 s。自身免疫性肝病：ANA 1∶100，ANA 胞浆颗粒 1∶100，余阴性。肿瘤系列：CA-199 2.5 U/mL，CEA 0.5 ng/mL，AFP 2.0 ng/mL。引流物涂片：偶见到真菌孢子及见到真菌菌丝。咽拭子涂片：见到革兰氏阳性球菌，见到革兰氏阴性杆菌。尿涂片：未见细菌。脓液分泌物抗酸染色：未见抗酸杆菌。血培养、引流物培养：阴性。甲、丁、戊肝抗体，乙肝五项，丙肝抗体检测均阴性。

腹部超声：肝内混合回声（肝脓肿治疗术后），腹水。肝内多发结节，血管瘤？胆汁淤积，胆囊息肉，右侧胸腔积液。胸部平扫 CT：右侧膈肌升高，右肺中叶、下叶节段性膨胀不全。右侧胸腔少量积液。腹部增强核磁：结合临床病史肝脓肿引流术后改变，脓腔形成，周围少许出血可能。肝右叶多发结节样异常信号，血管瘤可能性大。腹水，右侧胸腔积液。

病理结果：（肝脏）穿刺组织内可见大片坏死，内有灶状分布的异型细胞团，呈浸润性生长，结合免疫组化，考虑为胆管细胞癌。免疫组化结果（图 23-1，图 23-2）：CD10（-），CD38（-），CD19（+），CK7（+），CMV（-），EBER（-），HBcAg（-），HBsAg（-），Mum-1（-），PreS1（-），CK8（弱阳），GPC-3（-），Hep-1（-），Ki-67（大量 +）。

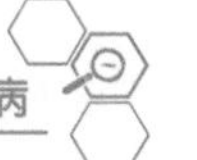

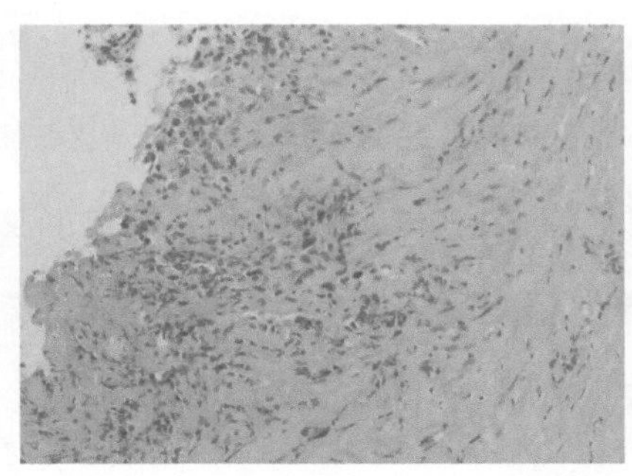

图 23-1　HE 染色 200 倍

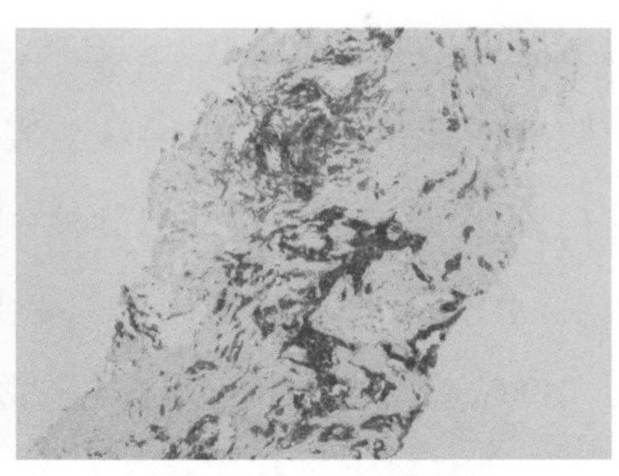

图 23-2　免疫组化 100 倍

【诊断】

肝内胆管细胞癌，肝脓肿，脓肿穿刺置管引流术后，腹水，右侧胸腔积液，右肺中、下叶节段性膨胀不全，胆囊炎，胆囊息肉。

【治疗经过】

结合外院及我院的化验检查结果，初步考虑肝脓肿，予注射用头孢哌酮钠舒巴坦钠联合万古霉素、伏立康唑抗感染治疗。后因抗感染治疗效果不好，患者仍有反复发热，且肝内占位性病变无液化表现，予以行 B 超引导下肝穿刺活组织检查术，术后病理结果提示为肝内胆管细胞癌，后患者至专科医院进一步治疗。

【随访】

患者于 2019 年 4 月死亡。

病例分析

此患者为中老年女性，52 岁，以右上腹痛起病，为钝痛，无放射痛，1 周后出现发热等临床表现，入院查体体温：38.1 ℃，脉搏：88 次 / 分，呼吸：19 次 / 分，血压：100/70 mmHg。神志清楚，精神正常，正常面容，全身皮肤黏膜颜色正常，无黄染。睑结膜略苍

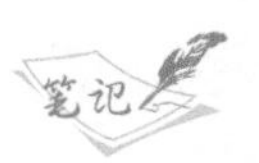

白，巩膜正常，无黄染，K-F 环（-），右下肺呼吸运动稍减弱，右下肺呼吸低，右上腹可见一引流管，引流通畅。余查体（-）。化验白细胞计数、中性粒细胞比例、CRP、PCT 显著升高，腹部影像学检查是肝内占位性病变。结合临床表现和化验检查，初步诊断为"肝脓肿"。患者起病方式与常规肝脓肿临床表现不符，但外院曾 2 次进行肝穿脱落细胞学检查，均提示为肝脓肿，抗感染治疗有一定效果，似乎诊断已经明确，但患者联合抗感染治疗后仍有反复高热，后为进一步诊治以"右上腹痛 4 个月，发热伴咳嗽 3 月余"于 2019 年 2 月 13 日收入我院。入院后经联合抗感染治疗患者仍有反复发热，我们考虑如下几点：①患者肝脓肿引流不畅，病灶未清除，所以抗感染治疗效果不佳；②患者肝内为混合型感染，病原菌种类多，或有耐药菌出现，现有抗生素未覆盖感染的病原菌；③患者合并有肿瘤性因素而导致抗感染治疗不佳。经过分析，我们考虑肿瘤性疾病可能，果断予以肝穿组织病理学检查，最终确诊为胆管细胞癌合并肝脓肿。

综上，对于看似简单、典型的疾病，如本例"肝脓肿"在经过治疗不能如期恢复的患者需要及时调整诊疗思路，多学科参与会诊、治疗，最终为患者明确诊疗方案。

谢尧教授病例点评

此患者为中老年女性，以右上腹痛起病，虽然病程初期出现发热伴咳嗽，腹部影像学提示肝内多发占位，表象上很容易考虑到"肝脓肿"，而且外院还曾多次进行肝穿刺细胞学检查，均提示为肝脓肿，似乎诊断较为明确。但多种抗生素联合抗感染治疗后虽有一

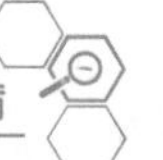

定效果，但无法彻底治愈，且病情有逐渐加重趋势。在患者肝脓肿引流通畅、抗生素联合应用抗菌谱较广的情况下，患者病情仍有加重趋势。结合患者部分肝内占位性病灶随病程延长并没有出现液化，考虑肿瘤可能性较大，在进行肝穿刺组织病理学检查后，最终确诊为肝脓肿合并胆管细胞癌。

胆管癌在亚洲发病率最高，可达 85/10 万，约占肝内恶性肿瘤的 10% ～ 25%。以肝脓肿为首发表现的胆管细胞癌极其少见。目前肝内胆管细胞癌的病因尚不明确，就我国而言，可能与肝内外胆管结石、慢性病毒性肝炎、肝硬化、华支睾吸虫及其他肝内胆管囊性扩张症、原发性硬化性胆管炎等因素有关。胆管癌无特异性的肿瘤标志物，仅 CA19-9、CA125、CEA 有一定价值。肝内胆管癌因肿瘤部位及大小不同，临床表现不尽相同，肝内胆管癌患者早期常无特殊临床症状，随着病情的进展，可出现腹部不适、腹痛、乏力、恶心、上腹肿块、发热等，少数患者（10% ～ 15%）由于癌栓阻塞胆管而出现黄疸。容易造成误诊。合并肝脓肿的胆管细胞癌发病率较低，在能够穿刺引流出脓液的情况下，极易造成误诊或漏诊，对于临床医生来说，若发现患者有肝脏占位性病变且伴有发热，被诊断肝脓肿后，如抗感染治疗效果不明显，临床医生的思维应更广些，警惕肝内胆管癌的发生，若影像学及实验室检查不能明确诊断时，需积极行肝脏穿刺活检，以免延误病情，为患者争取到手术的时机。

【参考文献】

1. SQUIRES M H，CLOYD J M，DILLHOFF M，et al. Challenges of surgical management of intrahepatic cholangiocarcinoma. Expert Rev Gastroenterol Hepatol，2018，12（7）：671-681.

2. KHAN A S，DAGEFORDE L A. Cholangiocarcinoma. Surg Clin North Am，2019，99（2）：315-335.

3. LABIB P L，GOODCHILD G，PEREIRA S P. Molecular pathogenesis of cholangiocarcinoma. BMC Cancer，2019，19（1）：185.

4. 王冲，程石 . 肝内胆管癌——国内外专家共识及指南解读 . 外科理论与实践，2021，26（2）：124-129.

5. 国际肝胆胰学会中国分会，中华医学会外科学分会肝脏外科学组 . 胆管癌诊断与治疗——外科专家共识 . 临床肝胆病杂志 . 2015，31（1）：12-16.

6. 科技部传染病防治重大专项课题“病毒性肝炎相关肝癌外科综合治疗的个体化和新策略研究”专家组 . 肝内胆管癌外科治疗中国专家共识（2020 版）. 中华消化外科杂志，2021，20（1）：1-15.

7. 朱霞，王威亚，唐红 . 肝内胆管细胞癌合并肝脓肿 1 例报道 . 胃肠病学和肝病学杂志，2016，25（12）：1340-1344.

（路遥　刘如玉　整理）

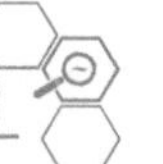

病例 24　药物性肝损伤合并 CMV 肺炎

病历摘要

【基本信息】

患者，女性，58 岁，主因“反复皮疹、发热 15 个月，肝功能异常 13 个月，眼黄、尿黄 1 月余”于 2019 年 8 月 31 日入院。

现病史：患者于 2018 年 5 月末染发后出现皮疹、发热，化验肌炎谱：抗 TIF1 γ 抗体 IgG（++）、抗 PL-7 抗体 IgG（+），肌酸激酶正常，肌电图正常，左侧腋窝淋巴结活检病理诊断：符合免疫相关性淋巴结炎改变。当地考虑诊断为皮肌炎，6 月 22 日开始静脉应用甲泼尼龙 40 mg/d 3 天后体温降至正常，共应用 10 天后皮疹减轻，7 月 3 日出院。出院后改为甲泼尼龙 40 mg/d 口服，每周减 4 mg，7 月 19 日患者复诊，化验肝功能：ALT 844 U/L，AST 263 U/L，TBIL 23 μmol/L，DBIL 7.6 μmol/L，ALB 38.8 g/L，GGT 844 U/L，ALP 263 U/L。行肝组织活检术，病理诊断：药物性肝损伤（G2S3），动态监测自身抗体，进一步除外药物诱导性自身免疫性肝炎（auto immune hepatitis，AIH）。给予保肝治疗（具体不详），8 月初甲泼尼龙减量至 24 mg/d，就诊于某医院风湿免疫科门诊，鉴于目前皮肌炎诊断依据不足，建议激素逐渐减停。8 月 20 日回当地医院保肝治疗，9 月 10 日复查肝功能：ALT 30 U/L，AST 13 U/L，TBIL 21.8 μmol/L，DBIL 7.4 μmol/L，ALB 41.7 g/L，GGT 356 U/L，ALP 119 U/L。9 月 12 日出院。出院后未再口服保肝药物，激素停药，此后未再发热，肝功能正常。2019 年 6 月初患者染发后出现周身皮疹伴发热，

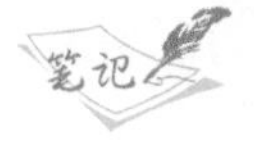

就诊当地医院，肝功能基本正常，CRP 154 mg/L，ESR 120 mm/h。胸部 CT 未见明显异常。再次静脉应用甲泼尼龙 40 mg/d，5 天后体温未下降，静脉加用头孢哌酮他唑巴坦钠（具体不详），2 天后体温降至正常，激素联合头孢类抗生素治疗半月后好转出院。出院后激素改为甲泼尼龙 32 mg/d 口服，每周减量 4 mg。2019 年 7 月 18 日患者逐渐出现眼黄、尿黄，7 月 24 日于当地医院住院，甲泼尼龙已减量至 12 mg/d 维持，查肝功能：ALT 1090 U/L，AST 501 U/L，TBIL 156 μmol/L，DBIL 116 μmol/L，ALB 31.9 g/L，GGT 905 U/L，ALP 284 U/L，TBA 203 μmol/L，PTA 100%。免疫球蛋白 IgG 31 g/L ↑，IgA 7.47 g/L ↑。抗 Mi-2（+），抗 Ku 抗体（+），抗 U1-snPNR（+），抗 SSB 抗体（+），抗着丝点抗体（+）。铁蛋白＞2000 ng/mL。乙型肝炎病毒表面标志物，丙型肝炎病毒，甲型、丁型、戊型肝炎病毒抗体均为阴性。考虑药物性肝炎、自身免疫性肝炎待除外，给予保肝、退黄、输注血浆等治疗，患者胆红素曾呈上升趋势，8 月 9 日复查肝功能：ALT 325 U/L，AST 119 U/L，TBIL 426 μmol/L，DBIL 309 μmol/L，ALB 31.1 g/L，GGT 438 U/L，ALP 147 U/L，TBA 113 μmol/L。PTA 一直在正常范围。此后复查胆红素逐渐下降，GGT 逐渐上升。8 月 19 日复查肝功能：ALT 136 U/L，AST 53 U/L，TBIL 360 μmol/L，DBIL 274 μmol/L，ALB 34 g/L，GGT 1151 U/L。8 月 23 日患者出现低热，体温波动于 38 ℃左右，胸部 CT 提示双肺胸膜下多发微小结节，右肺尖少许磨玻璃影。患者自服青霉素后体温降至正常。8 月 26 日复查肝功能：ALT 84 U/L，AST 41 U/L，TBIL 331 μmol/L，DBIL 249 μmol/L，ALB 37.1 g/L，GGT 1565 U/L。为进一步诊治，门诊收入院。病程期间，患者精神欠佳，饮食、睡眠可，大便正常，小便色黄，体重无明显变化。

既往史：平素健康状况良好，2019 年 7 月因药物性肝损伤输注血浆。否认食物、药物过敏史。

个人史：否认吸烟、饮酒史。否认肝炎病史及接触史。父母亲均高龄去世。

【体格检查】

体温 36.5 ℃，脉搏 80 次 / 分，呼吸 20 次 / 分，血压 110/70 mmHg。神志清楚，精神不振，全身皮肤、黏膜重度黄染，肝掌阳性，蜘蛛痣阴性，周身未见皮疹，未见淤点、淤斑及皮下出血，未见水肿，全身浅表淋巴结未及异常肿大。双肺呼吸音清，未闻及干湿啰音及胸膜摩擦音。心律齐，腹部柔软，全腹无压痛及反跳痛，肝、脾、胆囊未触及，肝浊音界未见明显缩小，Murphy 征阴性，麦氏点无压痛，双侧输尿管无压痛，移动性浊音阴性，双下肢无水肿，病理征阴性。

【辅助检查】

血常规：WBC 4.22 × 10^9/L，NE% 55.90%，HGB 92.0 g/L，PLT 117 × 10^9/L；降钙素原 PCT：0.42 ng/mL；尿常规：pH 6.00，PRO-，BIL +++（70 μmol/L）；便常规正常；肝肾功能：ALT 94.6 U/L，AST 55.0 U/L，TBIL 147.5 μmol/L，DBIL 125.0 μmol/L，ALB 27.8 g/L，GGT 1403.7 U/L，ALP 376.4 U/L，TBA 50.9 μmol/L，CRP 47.6 mg/L；CREA 36.4 μmol/L，NH3 58.0 μmol/L；凝血功能：PTA 109.0%，INR 0.95；甲胎蛋白 AFP：6.6 ng/mL；甲、乙、丙、丁、戊型肝炎病毒性标志物均阴性。EB IgM、CMV IgM 均为阴性；CMV IgG ＞ 500.00 U/mL；血 CMV DNA（–）、PP65（–）；免疫球蛋白 IgG 19 g/L ↑，IgM 0.77 g/L，IgA 3.65 g/L；结核分枝杆菌、真菌、支原体等化验均为阴性；自身抗体系列均为阴性；腹部超声：

肝实质回声偏粗，脾大，门脉血流未见明显异常；胸部 CT：双肺散在磨玻璃密度影，右肺上叶为著，考虑炎性病变可能性大，建议治疗后复查；肝组织病理活检诊断：淤胆型肝炎，病变程度相当于 G3S2，胆管缺失症。备注：结合病史，考虑药物性肝损伤；监测自身抗体，警惕自身免疫性肝病的发生。

【初步诊断及诊断依据】

诊断：药物性肝损伤，肺部感染。

诊断依据：患者于 2018 年 5 月第一次染发后出现发热、皮疹，随后出现肝损伤，行肝组织病理活检，诊断药物性肝损伤，经治疗肝功能恢复正常；2019 年 6 月患者第二次染发后再次出现发热、皮疹，随后再次出现肝损伤，第二次行肝组织病理活检，仍支持药物性肝损伤。此次肝损伤后期出现发热，入院前胸部 CT 影像提示肺部磨玻璃密度影，考虑存在肺部感染，因患者口服青霉素体温可降至正常，故考虑细菌感染可能性大；但因患者长期应用激素，免疫功能下降，需入院后全面筛查是否存在其他机会性病原体感染可能。

【治疗经过】

因患者第二次发病至今已应用激素治疗 2 个月余，需逐渐减量，故暂延续甲泼尼龙 12 mg/d 口服，给予保肝、退黄对症治疗，并给予肺部抗细菌感染治疗，内科综合治疗 1 周后，患者皮肤、巩膜黄染较前减轻，但仍有低热并出现轻微气短，复查肝功能较前好转，ALT 106.3 U/L，AST 60 U/L，TBIL 98.3 μmol/L，DBIL 84.7 μmol/L，ALB 27.5 g/L，GGT 1460.1 U/L，ALP 410.5 U/L，TBA 44 μmol/L，凝血功能：PTA 96%，INR 1.03；血常规：WBC 6.57×10^9/L，NE% 59.61%，HGB 105.2 g/L，PLT 126.1×10^9/L；CRP 29.8 mg/L；PCT

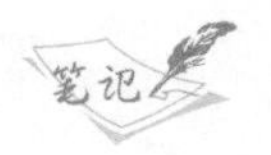

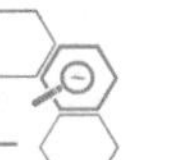

0.4 ng/mL；胸部 CT：双肺散在磨玻璃密度影，较入院时胸部 CT，右肺上叶炎症较前吸收，余双肺磨玻璃影较前有所进展。肺部感染未控制，进一步行支气管镜检查，化验肺泡灌洗液 CMV DNA 3.59×10^4 copies/mL。证实患者肺部感染为细菌合并 CMV 感染，给予更昔洛韦联合膦甲酸钠抗 CMV 治疗，甲泼尼龙减量为 8 mg/d，继续保肝、退黄治疗；次日患者出现皮疹，考虑为更昔洛韦所致，停用更昔洛韦，单用膦甲酸钠，第 2 天患者皮疹消失，体温恢复正常。

确定诊断为药物性肝损伤，肝细胞损伤型，急性，RUCAM 8 分（很可能），严重程度 3 级；CMV 肺炎；肺部细菌感染。

【随访】

再治疗 1 周后患者体温持续正常，皮肤、巩膜黄染继续减轻，出院时复查肝功能：ALT 24.5 U/L，AST 21.2 U/L，TBIL 29.7 μmol/L，DBIL 21.6 μmol/L，ALB 30.2 g/L，GGT 471.6 U/L，ALP176.7 U/L，TBA 12 μmol/L；凝血功能：PTA 114%，INR 0.92；血常规：WBC 5.29×10^9/L，NE% 54.44%，HGB 100.6 g/L，PLT 165×10^9/L；CRP 4.2 mg/L；PCT 0.07 ng/mL；胸部 CT：双肺磨玻璃密度影基本吸收，右肺少许慢性炎症。甲泼尼龙减量为 4 mg/d。

病例分析

药物性肝损伤（drug-induced liver injury，DILI）是指由各类处方或非处方化学药物、生物制剂、传统中药（traditional Chinese medicine，TCM）、天然药（natural medicine，NM）、保健品（I-IP）、膳食补充剂（dietary supplement，Ds）及其代谢产物乃至辅料等所诱发的肝损伤。国内报道较多的与肝损伤相关的 TCM-NM-HP-DS

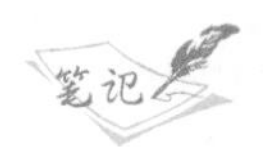

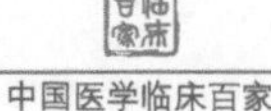

有何首乌、土三七，以及治疗骨质疏松、关节炎、白癜风、银屑病、湿疹、痤疮等疾病的某些复方制剂等。但由于组分复杂，很难确定究竟是哪些成分引起肝损伤。本例患者两次应用染发剂后均出现发热、皮疹、肝功能异常，虽两次肝组织活检病理均证实为药物性肝损伤，但难以确定是哪种药物引起肝损伤，推测可能与染发剂成分有关。少数 DILI 患者因临床表现与经典 AIH 相似，临床较难与经典 AIH 鉴别。本例患者虽然多种自身抗体阳性，但均为皮肌炎相关抗体，肝组织活检病理检查可见界面炎和淋巴、浆细胞浸润，但根据 AIH 简易评分及综合评分，不满足 AIH 诊断条件，故考虑为伴自身免疫现象的 DILI。糖皮质激素对 DILI 的疗效尚缺乏随机对照研究，应严格掌握治疗适应证，宜用于超敏或自身免疫征象明显、停用肝损伤药物后生化指标改善不明显甚或继续恶化的患者。本例患者第一次因考虑诊断为皮肌炎应用了激素，同时改善了肝功能；第二次出现类似情况再次应用了激素，但在应用激素过程中，肝功能无改善，后加用保肝药物治疗改善了肝功能；欧洲肝脏病学会的自身免疫性肝炎指南建议把对糖皮质激素的应答作为 AIH 和 DILI 的鉴别依据之一，本例患者应用糖皮质激素治疗效果不明显，不支持自身免疫性肝炎诊断，结合肝组织活检病理仍支持药物性肝损伤诊断。

巨细胞病毒（cytomegalovirus，CMV）是引起人类病毒感染的常见病原体之一，可以引起发热、肺炎、肝炎、脑炎、脊髓炎、肠炎、葡萄膜炎、视网膜炎、神经病变，导致患者出现严重症状甚至致死。CMV 感染多见于免疫功能低下的人群。本例患者反复肝功能损伤，长期应用激素，考虑存在免疫功能缺陷，入院时血 CMV-IgM、CMV DNA、PP65 均为阴性，IgG ＞ 500.00 U/mL，无 CMV 感染证据，后期患者复查胸部 CT 提示肺部病变进展，行支气管镜化验肺

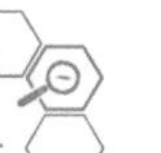

泡灌洗液 CMV DNA 阳性，明确诊断 CMV 肺炎。有研究表明，如 CMV-IgG 滴度升高 4 倍以上或 IgM 阳性，提示 CMV 活动性感染，其缺点是 CMV 抗体一般在感染后 1 周到数周才出现，在免疫功能抑制状态患者，抗体产生延迟或缺乏，可能出现假阴性。因此，限制了其在免疫功能抑制患者 CMV 感染早期诊断中的应用；PP65 抗原虽然可早期反映活动期 CMV 感染程度，但其血液样本需在 6 h 内处理，否则检测敏感性将明显降低。本例患者入院时虽未发现 CMV 感染，但短期内通过细致观察患者症状、比较肺部影像变化及肺泡灌洗液结果分析，及时诊断 CMV 肺炎，经有效抗 CMV 治疗后肺部感染好转。

谢尧教授病例点评

此病例的难点在于 DILI 和 AIH 的鉴别诊断。虽然病理检查是确诊大多数肝脏疾病的“金标准”，但药物性肝损伤多为免疫介导，既往研究认为 DILI 和 AIH 的临床表现和病理学表现非常相似，故鉴别困难。相关研究提示药物性肝炎伴自身免疫现象可使患者病情迁延，急性药物性肝损伤进展为慢性肝损伤的风险增加，因此对伴自身免疫现象的药物性肝损伤一方面应注意观察随访，警惕其慢性化的可能；另一方面在随访过程中应注意对原有诊断的再评估，避免自身免疫性肝炎的漏诊。本例患者虽经肝组织活检病理检查诊断为药物性肝损伤，但结合患者病情，仍考虑伴有自身免疫现象，需定期复查，追踪病情发展方向。

本例患者在治疗的过程中应用了激素，应用时间较长，后期出现了肺部感染，因为激素治疗易并发机会性感染，如真菌、病毒

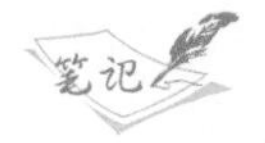

等，需要寻找感染证据并针对性治疗。

本例患者在出现肺部炎症表现的时候就开始筛查可能引起肺炎的细菌、真菌、病毒、支原体等病原体感染证据，在血 CMV-IgM、CMV DNA、PP65 均为阴性的情况下，通过肺泡灌洗液中 CMV DNA 阳性，早期发现并诊断了 CMV 肺炎。诊断 CMV 肺炎，必须获得 CMV 感染证据，包括直接证据和间接证据。直接证据：①组织病理的特异免疫组织化学或细胞病理检测病毒包涵体；②病毒小瓶培养（快速培养）或传统培养；③ CMV DNA 载量升高。间接证据指特异性抗体检测。病理检查是诊断的金标准。支气管肺泡灌洗是获得肺组织深部标本相对安全的方法。“CMV Drug Development Forum”指出在血液标本中找到病毒学证据（包括病毒培养、抗原免疫组织化学和 DNA RCP），并不代表病毒在血液中复制。当血液 CMV DNA 阴性，而组织中 CMV DNA 阳性时，更反映了器官组织感染。所以在无创化验检查无法明确诊断但又高度怀疑的情况下，积极进行有创检查可以尽早明确诊断，使患者得到了及时的治疗。

【参考文献】

1. 中华医学会肝病学分会药物性肝病学组．药物性肝损伤诊治指南．临床肝胆病杂志，2015，31（11）：1752-1769.
2. CHALASANI NP，MADDUR H，RUSSO MW，et al. PRACTICE Parameters Committee of the American College of Gastroenterology. ACG Clinical Guideline：Diagnosis and Management of Idiosyncratic Drug-Induced Liver Injury. Am J Gastroenterol，2021，116（5）：878-898.
3. STINE JG，CHALASANI N. Chronic liver injury induced by drugs：a systematic review. Liver Int，2015，35（11）：2343-2353.
4. 王绮夏，蒋翔，连敏，等．2015 年欧洲肝病学会临床实践指南：自身免疫性肝

炎 . 临床肝胆病杂志，2015，31（12）：2000-2019.

5. ROSS SA，NOVAK Z，PATI S，et al. Overview of the diagnosis of cytomegalovirus infection. Infect Disord Drug Targets，2011，11（5）：466-474.
6. COSTA E SILVA M，ROLO R. The role of Bronchoalveolar lavage in Interstitial Lung Diseases. Rev Port Pneμmol（2006），2017，23（6）：360-362.
7. LJUNGMAN P，BOECKH M，HIRSCH HH，et al. Disease Definitions Working Group of the Cytomegalovirus Drug Development Forum. Definitions of Cytomegalovirus Infection and Disease in Transplant Patients for Use in Clinical Trials. Clin Infect Dis，2017，64（1）：87-91.

（张璐 高媛娇 整理）

病例 25　乙型肝炎肝硬化合并门脉性肺高血压

病历摘要

【基本信息】

患者，女性，34 岁，主因“发现 HBsAg 阳性 12 年，活动后喘憋 1 周”，于 2019 年 12 月入院。

现病史：患者 12 年前（2007 年）体检时发现 HBsAg 阳性，伴有 ALT 升高（具体不详），在当地医院就诊，给予普通干扰素联合恩替卡韦抗乙肝病毒治疗 1 年后，患者自行停药。后间断复查肝功能示 ALT 反复异常（具体数值不详），自行于外院服用中药治疗（具体不详）。3 年前（2016 年 9 月）复查 ALT 波动在 80 ～ 118 U/L，AST 60 U/L，TBIL 23.0 μmol/L，ALB 32.9 g/L，化验 HBsAg 2707 IU/mL，HBeAg 57.4 S/CO，HBV DNA 1.55×10^6 IU/mL，未诉腹胀、胸闷、憋气等不适，开始富马酸替诺福韦酯抗病毒治疗。之后患者门诊规律复查，病情稳定。2019 年 12 月患者因妊娠 36 周拟行剖宫产手术终止妊娠，再次住院治疗，入院前 1 周患者自觉活动后略感喘憋，无乏力、头晕，无胸闷、胸痛，无心悸、黑蒙，无咳嗽、咳痰，可上六楼，为进一步检查治疗入院。自发病以来，精神、食欲、睡眠可，二便正常，体重无明显变化。

既往史：既往体健，否认乙肝、肝硬化与肝癌家族史。无输血史，否认高血压、冠心病、糖尿病病史，否认其他传染病病史，否

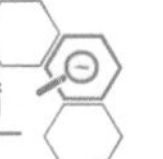

认食物及药物过敏史。

个人史：无地方病疫区居住史，无传染病疫区生活史，无冶游史，无吸烟史，否认饮酒史。

【体格检查】

体温 36.6 ℃，血压 125/85 mmHg，脉搏 80 次 / 分，呼吸 20 次 / 分。发育正常，神志清楚，口唇无发绀，皮肤、巩膜无黄染，双肺呼吸音清，未闻及干、湿啰音，未闻及胸膜摩擦音。心前区无异常隆起或凹陷，无心包摩擦感。心率 80 次 / 分，律齐，心音有力，各瓣膜区未闻及病理性杂音，未闻及心包摩擦音。腹部平坦，肝脏肋下未及，腹腔移动性浊音阴性。

【辅助检查】

入院时（2019 年 12 月）化验肝功能：ALT 19 U/L；HBV DNA 低于检测下限；血常规：WBC 7.0×10^9/L，NEU% 80%，HGB 104 g/L，PLT 68×10^9/L；脑钠肽（BNP）32.7 pg/mL，血气分析（未吸氧）示：氧饱和度 98.3%，氧分压 14.95 mmHg，二氧化碳分压 4.96 mmHg；腹部 B 超：肝弥漫性病变，脾肾分流；Fibroscan：18 kPa；腹部 MRI：肝硬化，脾大，胃底静脉曲张，胃底静脉 – 左肾静脉分流（图 25-1）。胃镜：慢性萎缩性胃炎，无食管胃底静脉曲张征象（图 25-2）。超声心动图示：肺动脉高压轻度（表 25-1）。

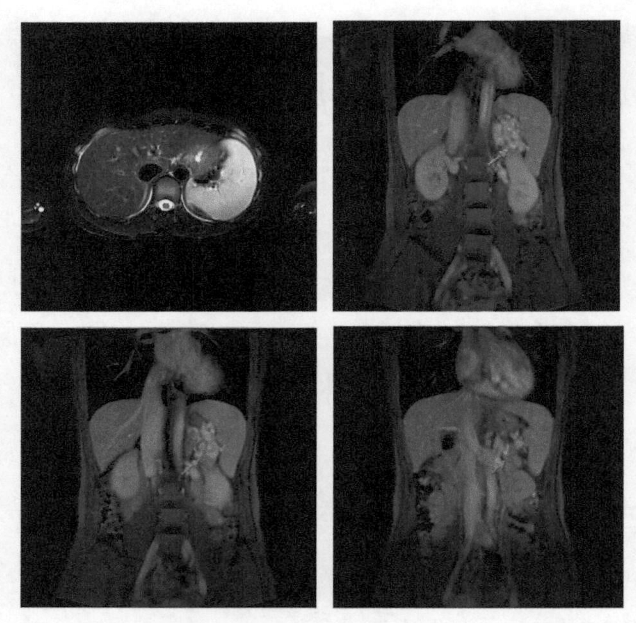

图 25-1　患者腹部增强 MRI 结果：肝脏表面欠光滑，各叶比例失调，肝左叶外侧段增大，肝裂增宽，脾脏增大；脾静脉迂曲，并见分支汇入左肾静脉（如红色箭头所示）

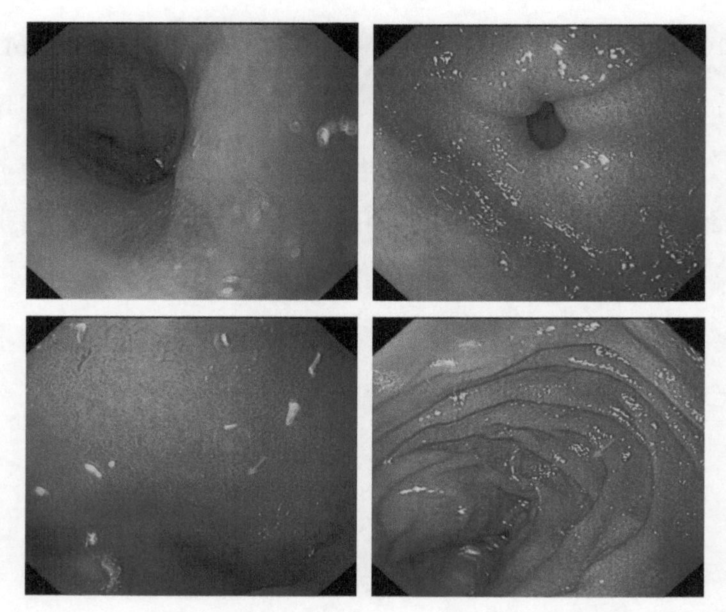

图 25-2 患者胃镜：示慢性萎缩性胃炎，无食管胃底静脉曲张表现

【诊断】

乙型肝炎肝硬化活动性代偿期；喘憋原因待查；妊娠 36 周。

【诊疗经过】

患者入院后仍有活动后喘憋，但可步行上六楼。针对患者喘憋情况完善检查，查脑钠肽 32.7 pg/mL，排除心功能不全的可能；血气分析（未吸氧）示：氧饱和度 98.3%，氧分压 14.95 mmHg，二氧化碳分压 4.96 mmHg；超声心动图示：肺动脉高压轻度（表 25-1）。多学科会诊后建议密切监测下行剖腹产，待分娩后进一步完善肺动脉高压原因，患者剖腹产顺利娩下女婴 1 名。患者分娩 1 年后（2020 年 11 月）就诊于外院肺血管科，行右心导管检查示：平均肺动脉压（mean pulmonary artery pressure，mPAP）= 57 mmHg，肺动脉楔压（pulmonary artery wedge pressure，PAWP）= 13 mmHg，肺血管阻力（pulmonary vascular resistance，PVR）= 13.3 Wood units。参照右心导管肺高血压诊断标准，患者 mPAP 显著升高，结合 PAWP 与 PVR，符合肺动脉高压诊断标准（见病例分析部分）。综合患者临床指标，最终考虑患者为门脉高压导致的肺动脉高压，目前规范的诊断命名为门脉性肺高血压（portopulmonary hypertension，PPHT）。自 2020 年 12 月起给予患者靶向药物马昔腾坦与他达拉非联合治疗，同时强心、利尿治疗及对症治疗。

【随访】

治疗后 1 个月随访，患者自觉活动后喘憋略缓解，余无特殊不适症状，复查超声心动图示肺动脉高压相关指标收缩期肺动脉压（systolic pulmonary artery pressure，sPAP）、三尖瓣最大反流速度（tricuspid maximum return flow velocity，TRVmax）与肺动

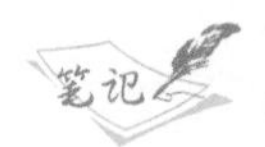

脉瓣跨瓣压差（pulmonary valve pressure gradient，PG）等较治疗前均显著改善（表 25-1）。

表 25-1　患者超声心动图结果

指标	29 / 11 / 2019	11 / 11 / 2020	31 / 12 / 2020
PG（mmHg）	51	83	34
TRVmax（cm / S）	356	454	354
EF（%）	80	65	69
sPAP（mmHg）	56	93	62
肺动脉压高压	轻度	重度	中度
三尖瓣反流	轻度	重度	轻 - 中度

注：PG：肺动脉瓣跨瓣压差，正常值范围＜ 30 mmHg；TRVmax：三尖瓣最大反流速度，正常值范围 30 ~ 70 cm/S；EF：射血分数，正常值范围 50% ~ 75%；sPAP：收缩期肺动脉压，正常值范围＜ 25 mmHg。

病例分析

PPHT 是由于门脉高压导致的肺动脉高压，是门脉高压的少见并发症，起病隐匿，发病与患者肝硬化及门脉高压严重程度无明显相关，患者疾病确诊时往往已处于疾病晚期，出现右心功能衰竭等表现，严重影响患者预后及生存。PPHT 早期往往仅表现为活动后胸闷，经胸超声心动图是 PPHT 筛查的主要手段，但超声心动图检查仅能提示肺动脉高压，难以区分具体肺动脉高压类型。对于临床怀疑 PPHT 患者，需要右心导管检查来明确诊断。目前 PPHT 诊断需同时符合以下 3 条标准：①存在门脉高压；②完善右心导管检查明确 mPAP ＞ 25 mmHg，PVR ＞ 240 dynes/s per cm^5，PAWP ＜ 15 mmHg；③排除其他引起肺动脉高压原因包括容量负荷过重，心脏舒张功能不全，梗阻 / 限制性肺疾病及睡眠呼吸暂停等。PPHT 根据右心导管检查 mPAP 水平可分为轻度（25 ≤ mPAP ＜ 35 mmHg）、中度（35 ≤ mPAP ＜ 45 mmHg）与

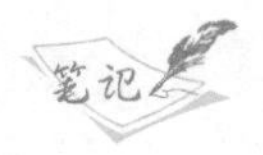

重度（mPAP ≥ 45 mmHg）。本例患者有乙肝肝硬化疾病基础，在手术前例行超声心动图检查偶然发现肺动脉高压，进一步深入检查才最终诊断，并根据平均肺动脉压水平确定为重度 PPHT。

肺动脉高压靶向药物治疗在一般肺动脉高压患者已应用数年，充分证据提示可明确改善患者预后。但鉴于肝硬化患者应用这些药物安全性等因素的考虑，这些药物如内皮素受体拮抗剂马昔腾坦与安贝生坦用于肝硬化门脉高压患者中的随机对照研究证据近年来才逐渐积累。研究结果提示这些药物可显著降低患者 PVR 且无显著药物不良反应。进一步研究提示，联合应用不同类型靶向药物有助于进一步改善患者预后。本例患者即采用了内皮素受体拮抗剂马昔腾坦与 5 型磷酸二酯酶抑制剂他达拉非联合治疗，初步治疗显示了良好的疗效与安全性。对于 PPTH 需行肝移植患者而言，需要在肝移植前评估 mPAP 情况，对于 mPAP ≥ 35 mmHg 患者需要在术前应用肺动脉高压靶向治疗药物将患者 mPAP 降至＜ 35 mmHg 水平以改善患者肝移植后生存情况。

杨松教授病例点评

本例病例是一例典型的肝硬化合并门脉性肺高血压病例。门脉性肺高血压是肝硬化罕见并发症，发病机制不清，与遗传因素有关，而且门脉性肺高血压的发病与患者门脉高压严重程度无明显关联，如本例患者无食管胃底曲张等表现，但也发生了门脉性肺高血压。所幸本例患者经过肺动脉高压靶向药物治疗病情得到控制。另外要明确门脉性肺高血压与肝肺综合征是两个不同的疾病，前者是由于门脉高压导致了肺动脉高压，后者是由于肝硬化及门脉高压导致了

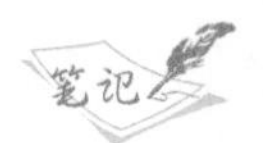

肺内毛细血管扩张及侧支循环，表现为顽固低氧血症。肝肺综合征患者肝移植可改善病情，而门脉性肺高血压如肺动脉高压明显还需要先降低肺动脉高压后才能进行肝移植，临床上要注意这两个疾病的鉴别。

【参考文献】

1. 中华医学会肝病学分会 . 肝硬化诊治指南 . 中华肝脏病杂志，2019，27：846-865.
2. KROWKA MJ. Hepatopulmonary Syndrome and Portopulmonary Hypertension：The Pulmonary Vascular Enigmas of Liver Disease. Clin Liver Dis（Hoboken），2020，15：S13-S24.
3. KROWKA MJ，FALLON MB，KAWUT SM，et al. International Liver Transplant Society Practice Guidelines：Diagnosis and Management of Hepatopulmonary Syndrome and Portopulmonary Hypertension. Transplantation，2016，100：1440-1452.
4. 杨苏乔，杨媛华，邝土光，等 . 门脉高压性肺动脉高压临床特点及靶向药物治疗分析 . 中华医学杂志，2019，99：2806-2810.
5. DUBROCK HM，KROWKA MJ. The Myths and Realities of Portopulmonary Hypertension. Hepatology，2020，72：1455-1460.

（王凤水　李贲　整理）

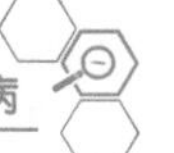

病例 26　肝衰竭合并脓毒败血症

病历摘要

【基本信息】

患者，女性，58岁，主因“发现HBsAg(+)8年，间断腹胀1年，高热、左眼失明6天”于2019年6月收入院。

现病史：患者8年前发现HBsAg（+），未系统诊治。1年前出现腹胀、腿肿，当地医院诊断为“肝硬化、腹水、低蛋白血症”，予保肝、利尿、输白蛋白等治疗好转，未进行抗病毒治疗。半月前患者无明显诱因腹胀加重，无发热，无腹痛、腹泻，未予重视。6天前受凉后出现高热，体温最高39.8 ℃，伴畏寒、寒战，同时出现左眼视力急剧下降至完全失明，伴有左眼疼痛、头胀痛、憋气，无恶心、呕吐，无意识障碍。4天前于当地眼科医院诊断为“左眼急性虹膜睫状体炎”，予利多卡因、阿托品、地塞米松结膜下注射，妥布霉素地塞米松滴眼液、普拉洛芬滴眼液外用，效果不明显。3天前于当地传染病医院检查，血常规：WBC 14.39×10^9/L，NE% 91.2%，CRP 86 mg/L，肝功能：AST 86 U/L，TBIL 110.75 μmol/L，ALB 19 g/L，PTA 36%，HBV DNA 1.58×10^6 IU/mL，予头孢哌酮舒巴坦抗感染、保肝、对症治疗无明显好转。为进一步诊治收入我院。此次发病以来，患者神志清楚，精神差，食欲下降，睡眠一般，尿色加深，大便正常，近期体重变化不详。

既往史：8年前因外伤行左前臂手术，否认高血压、冠心病、糖尿病病史，否认慢性肺病、肾病、脑病等病史。

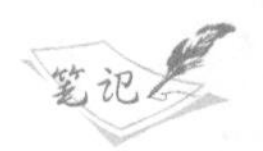

流行病学史、个人史：患者哥哥患慢性乙肝，患者否认不洁饮食史，否认输血史。否认吸烟、饮酒史。父母已故，具体死因不详。

【体格检查】

体温 37.8 ℃，脉搏 68 次 / 分，呼吸 20 次 / 分，血压 109/65 mmHg。神志清楚，精神差，肝病面容，全身皮肤黏膜中度黄染，肝掌可疑，蜘蛛痣阴性，颈部无抵抗，巩膜中度黄染，左眼有大量脓性分泌物，眼睑无法睁开，右眼未见明显异常，双肺呼吸音粗，右下肺呼吸音减低，未闻及干湿啰音及胸膜摩擦音，心律齐，各瓣膜听诊区未闻及病理性杂音，腹部饱满，下腹部压痛阳性、反跳痛阳性，腹部未触及包块，肝、脾、胆囊未触及，Murphy 征阴性，肝区叩痛阴性，右肾区叩痛阳性，移动性浊音阳性，双下肢无水肿，扑翼样震颤阴性。

【辅助检查】

血常规 WBC 9.79×10^9 /L，NE% 81.64%，RBC 2.65×10^{12} /L，HGB 99.0 g/L，PLT 47.4×10^9 /L。尿常规 BIL +（15 μmol/L），RBC +（1.20 p/HPF），WBC +（7.35 p/HPF）。便常规正常。肝功能：ALT 18.7 U/L，AST 58.1 U/L，TBIL 96.6 μmol/L，DBIL 75.3 μmol/L，ALB 16.7 g/L，GLO 48.7 g/L，GGT、ALP 正常，CHE 758 U/L，TBA 161.7 μmol/L，Pre-A 18.6 mg/L，CRP 81.6 mg/L。电解质、肾功能、血糖、血氨：Na^+ 133.4 mmol/L，Ca^{2+} 2.01 mmol/L，CREA 73.2 μmol/L，BUN 6.92 mmol/L，空腹血糖 3.99 mmol/L，血氨 32 μmol/L。凝血功能：PT 38.3 s，PTA 22.0%，INR 3.46，Fb 132.0 mg/dL。β-D- 葡聚糖试验 57.0 pg/mL。降钙素原（PCT）2.84 ng/mL。乙肝五项：HBsAg 196.94 IU/mL，AntiHBe、AntiHBc 阳性。HBV DNA 2.90×10^6 IU/mL。甲丁戊肝系列、丙肝抗体均

阴性。自身免疫性肝病抗体均阴性。特种蛋白：IgG 26.00 g/L，IgA 6.39 g/L，C3 0.22 g/L，C4 0.05 g/L，RF 530 IU/mL。ESR 44.0 mm/h。辅助性T细胞亚群：$CD8^+$ 101 个/μL，$CD4^+$ 287 个/μL。BNP 402.8 ng/mL。心电图正常，超声心动图示左室舒张功能减低，腹部超声示肝硬化，脾大，腹水；胆囊壁毛糙，胆囊内胆汁淤积；右肾下极偏囊性病变，炎性病变？脓肿？头颅增强磁共振（图 26-1）：右侧额叶内侧、左侧基底节小结节，考虑脑脓肿可能性大；左侧眼球变形，周围炎性改变；双侧基底节软化灶；双侧苍白球 T_1WI 信号增高，符合肝性脑病表现。眼眶 CT（图 26-2）：左眼玻璃体变形、混浊，晶状体偏向上方，泪腺略肿胀，考虑眼球感染可能大。胸部增强 CT（图 26-3）：左肺上叶肺脓肿可能性大，两肺下叶条片影，双侧间质性水肿，双侧胸腔见积液征象，纵隔内稍肿大淋巴结。腹部增强 CT（图 26-4）：肝硬化、脾大、食管下段静脉曲张、腹盆腔大量积液；右肾改变，考虑脓肿可能性大；肝左叶囊肿；胆囊壁增厚。眼科会诊：考虑左眼眼内炎，左眼角膜穿孔。

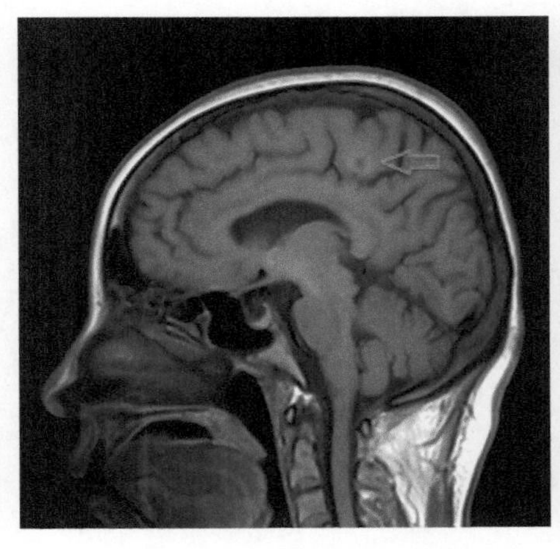
图 26-1 右侧额叶脓肿

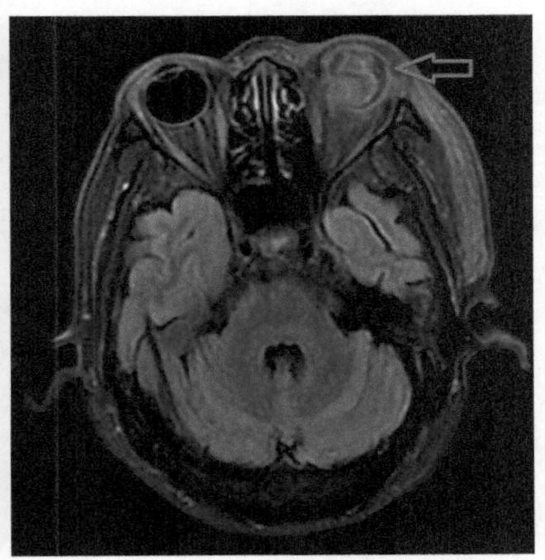
图 26-2 左眼感染性眼内炎

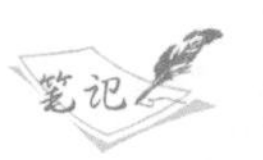

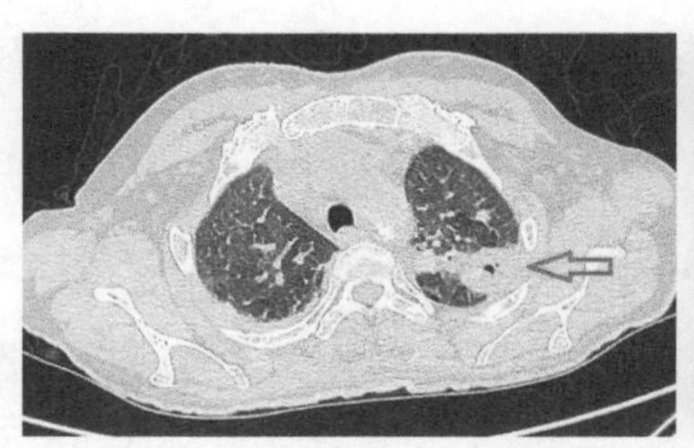
图 26-3 左肺脓肿

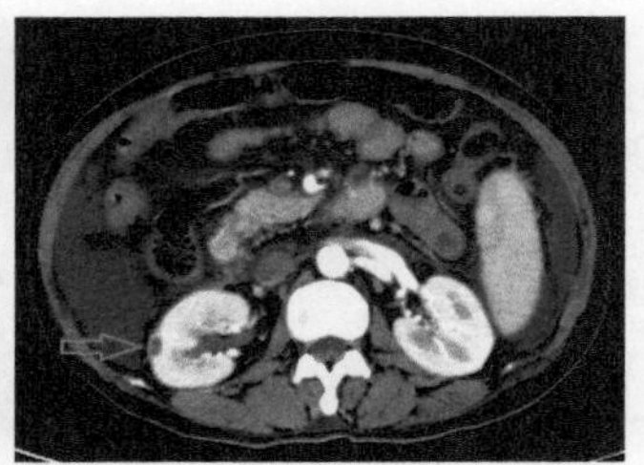
图 26-4 右肾脓肿

【诊断】

乙型肝炎肝硬化活动性失代偿期，慢性肝衰竭，腹水，腹腔感染，低蛋白血症，脾功能亢进、食管静脉曲张；脓毒败血症，左眼感染性眼内炎，左肺脓肿，脑脓肿，右肾脓肿；左眼角膜穿孔；双侧胸腔积液；间质性肺水肿；轻度贫血。

【诊疗经过】

入院后予恩替卡韦抗病毒治疗，并积极给予保肝、退黄、输血浆、输白蛋白、利尿、对症支持治疗。患者一般情况差，畏寒、寒战、高热，体温最高40 ℃，左眼分泌大量脓液，左眼疼痛，伴头痛、腰痛、腹胀，给予比阿培南联合万古霉素经验性抗感染治疗。入院后病原学结果回报：左眼脓液分泌物培养：肺炎克雷伯菌肺炎亚种，对喹诺酮类、头孢类、碳青霉烯类抗生素敏感。左眼眼内液检测：IL-6升高（26921.9 pg/mL），β-D葡聚糖试验升高（2463.1 pg/mL），革兰氏阴性菌脂多糖升高（2.5 EU/mL），真菌*26SrRNA*基因阳性，金黄色葡糖球菌阳性。腹水常规：黄色微混，总细胞2084 /μL，白细胞1800 /μL，多核细胞58%，单核细胞42%。因头痛行腰椎穿刺，脑脊液外观清亮，无色透明，蛋白定性阴性，压力130 mmH_2O，脑脊液感染病原体宏基因检测：细菌、真菌、病毒、寄生虫检测均阴性。腹水培养、血培养、尿培养、脑脊液培养阴性。患者一般情

况差，临床症状重，经治疗体温控制不佳，入院第 3 天组织肝病科、感染科、ICU、眼科、神经外科、泌尿科、呼吸科多学科会诊：患者乙肝肝硬化、肝衰竭基础上，出现脓毒败血症，感染重且不易控制，左眼脓液培养为肺炎克雷伯菌，眼内液检查提示真菌、金黄色葡萄球菌、革兰氏阴性杆菌阳性，且肺部影像不能排除真菌感染的可能，加用伏立康唑抗真菌治疗，因存在中枢神经系统感染，考虑到抗生素需有透过血脑屏障的特性，将比阿培南更换为美罗培南 2g q8h 治疗，继续应用万古霉素；左眼球定期予清创、换药。患者体温逐渐下降，眼痛、头痛逐渐减轻（图 26-5）。2 周后患者体温恢复正常，左眼疼痛减轻，左眼分泌物减少，复查白细胞、炎症指标下降，住院治疗 4 周时影像学检查提示肺脓肿、脑脓肿较前缩小（图 26-6）。住院期间患者肝衰竭仍然存在，TBIL 100 μmol/L 左右，PTA 20% ～ 30%，并曾出现肝性脑病等并发症。住院治疗第 4 周时患者反复呕血、黑便，HGB 最低降至 43.9 g/L，TBIL 149.9 μmol/L，凝血功能（PT、APTT）检测为不凝状态，积极予降门脉压、抑酸、止血、输红细胞、血浆及凝血酶原复合物等对症支持治疗。但患者一般情况弱，仍排暗红血便，患者家属表示理解病情并放弃有创抢救、不转 ICU，患者自动出院。

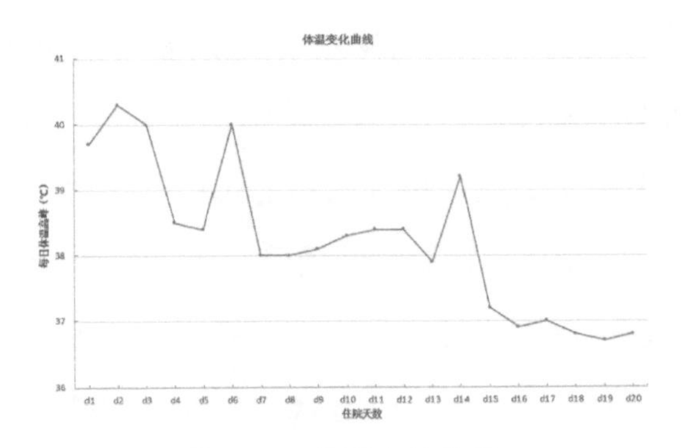

图 26-5　体温变化曲线

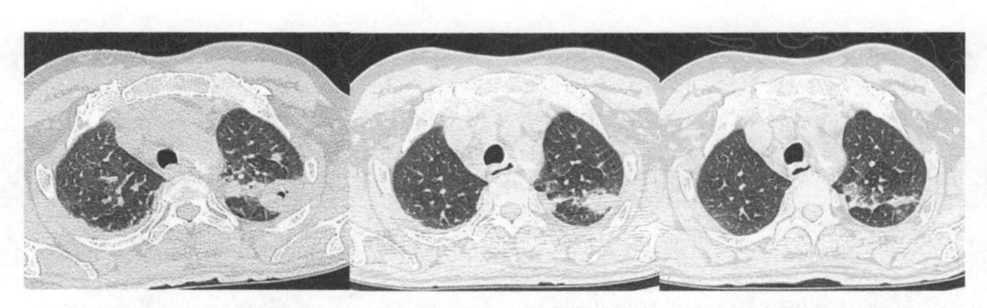

图 26-6　左肺脓肿治疗变化（分别为入院时、治疗 2 周、治疗 3 周）

病例分析

在肝硬化患者中，细菌感染是常见并发症，是导致肝衰竭、多种并发症、死亡的重要原因之一。25% ～ 35% 的肝硬化患者入院时即存在感染或住院期间获得感染，发病率比普通人群高 4 ～ 5 倍，发生感染后导致病情加重，病死率增加 4 倍。肝硬化患者发生细菌感染的主要机制包括：肠道屏障功能障碍、病理性肠道细菌易位和免疫功能障碍。常见的感染类型包括血流感染、自发性细菌性腹膜炎、肺部感染、尿路感染和软组织感染。在 20 世纪末肝硬化患者发生的感染主要为内源性的，最常见的病原菌为革兰氏阴性杆菌、厌氧菌和肠球菌。但随着侵入性操作的应用及抗生素的广泛应用，增加了感染风险，也增加了多重耐药菌、泛耐药菌及真菌的感染机会。

本例患者为中老年女性，有乙肝家族聚集现象，8 年前因前臂手术术前检查发现 HBsAg（+），未评估病情及进一步诊治，1 年前出现腹水肝硬化并发症，已进展为乙型肝炎肝硬化失代偿期，但未采取抗病毒治疗（从根本上控制病情进展），未规律随诊，平素肝脏储备功能不详，但入院时影像学检查提示肝硬化、体积缩小明显，入院时胆碱酯酶极低，故推测本次起病前患者肝脏基础较差，已经处于慢性肝衰竭状态。患者入院半个月前腹胀加重，伴有明显的高热、

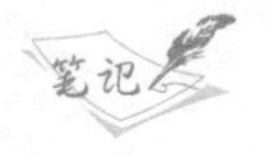

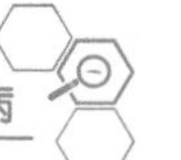

畏寒、寒战，腹部压痛、反跳痛阳性，腹水常规示多核细胞数明显升高，诊断腹腔感染；左眼疼痛、失明，局部分泌大量脓液，结合眼科检查、脓液培养、眼内液检查，诊断单侧感染性眼内炎（细菌、真菌混合感染）；伴有头痛，脑脊液压力、化验正常，脑灰质白质交界区多发脓肿，诊断脑脓肿，无脑膜炎；伴有肾区疼痛，右肾被膜下脓肿；胸部 CT 提示左肺胸膜下脓肿伴厚壁空洞。多部位感染同时存在，故考虑患者病初为腹腔感染，致病菌可能为革兰氏阴性杆菌（病原学检测提示为肺炎克雷伯菌），迅速引起脓毒败血症，细菌沿血行播散，进而导致全身多部位脓肿病灶。患者乙型肝炎肝硬化、慢性肝衰竭基础上，出现脓毒败血症，感染重且不易控制，病原体复杂，组织多学科专家会诊，制定抗感染治疗方案：患者左眼眼内液检测提示真菌、金黄色葡萄球菌、革兰氏阴性杆菌阳性，左眼脓液培养为肺炎克雷伯菌肺炎亚种，对碳青霉烯类敏感，因颅内感染需兼顾抗生素要有透过血脑屏障的特性，故应用美罗培南 + 万古霉素 + 伏立康唑联合抗感染；针对眼部情况：患者左眼眼内炎已出现角膜穿孔，伴随全身多处脓肿病灶，而眼部感染为血行感染播散所致，故是否行眼内容物剜除手术对全身感染控制影响不大，且患者一般情况差、凝血功能差，故眼部未立即手术，予定期清创换药；同时积极保肝、对症支持治疗，防治肝硬化、肝衰竭并发症。经积极治疗，患者体温正常，感染的临床症状明显缓解，血象、炎症指标、脓肿影像学表现均有好转。但患者本次因严重肝衰竭、肝性脑病、上消化道出血等并发症，最终因反复上消化道出血自动出院。

肺炎克雷伯菌是医院和社区获得性感染的常见条件致病菌，正常存在于环境中，同时容易定植于人体上呼吸道、胃肠道等黏膜表面。尤其在免疫力低下（如糖尿病、酒精中毒和肝硬化等基础疾病

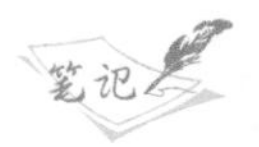

及有外伤、手术史）的患者群体中容易成为致病菌，可导致肺部感染、尿路感染或血流感染等。根据毒力特征的差异，可分为普通肺炎克雷伯菌（classic Klebsiella pneumoniae，cKP）和高毒力肺炎克雷伯菌（hypervirulent Klebsiella pneumoniae，HvKP）。HvKP 是近年来日益被认识的新型变种，比 cKP 毒力更强，侵袭力更强，更容易血行播散，可以感染免疫系统正常的人群，可引起多部位侵袭性感染，如肝脓肿、肺脓肿、眼内炎、中枢神经系统感染等，致死率极高。HvKP 菌株的菌落外观通常为高黏液表型，具有更强的毒力特征及一些特殊的表型和基因型特征，如荚膜血清型主要为 K1、K2；黏液表型调节基因 A（*rmpA*）、黏液相关基因 A（*magA*）、*Kfu* 基因和气杆菌素基因多为阳性。以往研究认为，HvKP 除对氨苄西林天然耐药外，几乎对所有临床常用的抗生素都敏感；然而近年来随着碳青霉烯类抗生素的广泛应用，已有一些耐碳青霉烯类 HvKP 菌株出现。本例患者为社区获得性感染，考虑为高毒力肺炎克雷伯菌所致自发性细菌性腹膜炎，但由于病初控制不理想，继发脓毒败血症。对于本例患者而言，如果在发生脓毒败血症前能早期诊断并及时启动有效的抗生素治疗，将对于改善患者的预后非常重要。

邢卉春教授病例点评

慢性肝衰竭是在肝硬化基础上，缓慢出现肝功能进行性减退导致的以反复腹水和/或肝性脑病等为主要表现的慢性肝功能失代偿。该患者在失代偿肝硬化基础上血清 TBIL 明显升高（＞5× ULN），伴有白蛋白、血小板、胆碱酯酶明显降低，PTA 22%（INR ≥ 3.46），慢性肝衰竭诊断明确。由于肝脏功能极度减退、

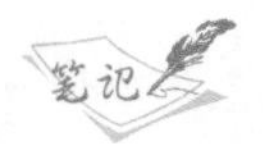

肝脏微循环障碍、肝脏局部及全身性炎症反应、免疫麻痹及缺陷和微生态失衡等因素，患者极易继发各种感染。而感染的发生是严重影响患者预后的重要因素，因此控制感染非常重要。该患者出现多部位（脑、肺、腹腔、眼内等）、多种病原体（肺炎克雷伯菌肺炎亚种、金黄色葡萄球菌、真菌）的感染，眼痛、头痛及全身不适给患者带来极大的痛苦，同时也严重地威胁到患者的生命。经过细致的检查及多学科专家（肝病科、感染科、ICU、眼科、神经外科、泌尿科、呼吸科会诊）会诊，及时制定了合理的抗细菌及真菌方案，使患者的感染得到有效控制，缓解了患者的临床症状。遗憾的是患者在随后的病程中又出现失代偿期肝硬化的另外一个严重并发症——上消化道出血，因而自动出院。

该病例的诊治给我们重要的提示：①乙型肝炎肝硬化尤其是失代偿期，积极抗病毒治疗是非常重要的措施，还有必要进一步推广、宣传；②合并感染常常是导致慢性肝衰竭疾病进一步恶化的重要因素，及时有效地控制感染对于改善患者的临床情况非常重要；③肺炎克雷伯菌为革兰氏阴性杆菌，细菌具有荚膜，生长繁殖时组织坏死、液化，形成单个或多发性脓肿，因此临床上发现多部位脓肿时一定要高度警惕肺炎克雷伯菌感染的可能，在病原学未回报前即可进行经验性抗感染治疗；④慢性肝衰竭合并真菌感染经常是隐匿发生，临床医生必须高度重视，细致地观察病情变化，及时发现可能的迹象对于及时控制感染非常重要；⑤局灶性颅内感染不一定会有颅压及脑脊液的变化；治疗中枢神经系统感染时，药物是否容易通过血脑屏障是影响抗感染疗效的重要因素，选择药物时一定要予以重视。

【参考文献】

1 SALOMÃO R，FERREIRA B L，SALOMÃO M C，et al. Sepsis：evolving concepts and challenges. Brazilian Journal of Medical and Biological Research，2019，52（4）：e8595.

2 JALAN R，FERNANDEZ J，WIEST R，et al. Bacterial infections in cirrhosis：a position statement based on the EASL Special Conference 2013. J Hepatol，2014，60（6）：1310-1324.

3 ARVANITI V，D'AMICO G，FEDE G，et al. Infections in patients with cirrhosis increase mortality four-fold and should be used in determining prognosis. Gastroenterology，2010，139（4）：1246-1256.

4 BARTOLETTI M，GIANNELLA M，LEWIS R E，et al. Bloodstream infections in patients with liver cirrhosis. Virulence，2016，7（3）：309- 319.

5 中华医学会肝病学分会 . 肝硬化腹腔积液及相关并发症的诊疗指南 . 传染病信息，2017，30（5）：1-17.

6 BENGOECHEA J A，SA PESSOA J. Klebsiella pneumoniae infection biology：living to counteract host defences. FEMS Microbiol Rev，2019，43（2）：123-144.

7 RUSSO T A，MARR C M. Hypervirulent Klebsiella pneumoniae. Clin Microbiol Rev，2019，32（3）：e00001-19.

8 MARTIN R M，BACHMAN M A. Colonization，infection，and the accessory genome of Klebsiella pneumoniae. Front Cell Infect Microbiol，2018，8：4.

9 ZHANG Y，ZHAO C，WANG Q，et al. High prevalence of hypervirulent Klebsiella pneumoniae infection in China：geographic distribution，clinical characteristics，and antimicrobial resistance. Antimicrob Agents Chemother，2016，60（10）：6115-6120.

10 LEE C R，LEE J H，PARK K S，et al. Global dissemination of carbapenemase-producing Klebsiella pneumoniae：epidemiology，genetic context，treatment options，and detection methods. Front Microbiol，2016，7：895.

（王凤水　李玥　温少芳　整理）

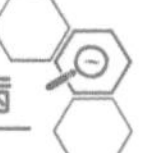

病例 27 原发性肝癌胆道梗阻并发多重感染

病历摘要

【基本信息】

患者，男性，65 岁，主因“发现乙肝表面抗原阳性 16 年，肝占位 2 个月，发热 1 天”于 2021 年 2 月入院。

现病史：患者 16 年前体检发现乙肝表面抗原阳性，间断复查肝功能轻度异常，HBV DNA 阳性，诊断“慢性乙型病毒性肝炎”，未予重视，也未规范诊治。10 余年前开始口服恩替卡韦抗病毒治疗，未规律检查。半年前（2020 年 8 月）食欲下降，间断右上腹、肝区隐痛，餐后腹胀，尿黄，无发热，无恶心、呕吐，无腹泻，未予重视，2 个月前上述症状加重，化验肝功能异常（ALT 325 U/L、AST 188 U/L、TBIL 71.2 μmol/L、DBIL 41.9 μmol/L），AFP 49.59 ng/mL，CA199 66 U/mL，腹部 CT 提示肝内多发占位，诊断“原发性肝癌、肝内转移癌”，进行了针对肝脏肿瘤的海扶刀治疗。之后有过两次右上腹刀割样疼痛（剧痛），腹部增强 CT 提示肝癌破裂出血，较大病灶压迫门静脉及肝门部胆管，肝内及肝门部胆管扩张，肝中静脉内栓子，肿瘤侵犯邻近胆囊、门静脉左支，行止血等对症支持治疗后腹痛好转。之后择日行经皮肝穿刺胆道引流术（percutaneous transhepatic cholangial drainage，PTCD）（引流深黄色胆汁），并曾有血性胆汁引出（考虑 PTCD 后胆道出

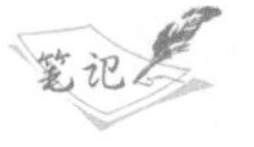

血），其间行PET-CT检查提示原发性肝癌已有肝内多发转移，肝胃间隙淋巴结转移，双肺多发转移。PTCD后患者肝功能逐渐好转（AST 93.6 U/L、TBIL 50.3 μmol/L、DBIL 40.5 μmol/L、TP 52.9 g/L、ALB 31.9 g/L、GGT 360.6 U/L、ALP 226.0 U/L、CHE 2259 U/L），遂行TACE。TACE后第2天（入院前1个月）发热（最高体温38.5 ℃），畏寒、寒战，腹部不适，伴腹泻、腹痛，化验血象、CRP、PCT、腹水白细胞均升高，先后予比阿培南、头孢哌酮舒巴坦钠联合奥硝唑等抗感染治疗后好转。入院前3日行PTCD，引流管自行脱出后出现腹痛，持续性钝痛，排灰白便，入院前2日外院行经内镜逆行胆胰管成像（endo scopic retrograde cholangiopancrea tography，ERCP）支架置入术，术后排大便变黄，偶有腹部不适。入院前1天患者再次出现发热，最高体温38.9 ℃，寒战，腹部隐痛，腹泻，为进一步诊治入院。发病以来患者精神尚可，纳差，尿黄，腹泻，体重较前无明显变化。

既往史：患者有乙肝家族聚集现象。既往患高血压病。否认糖尿病、冠心病病史。母亲因胃癌去世。否认吸烟、饮酒史。

【体格检查】

体温37 ℃，脉搏74次/分，呼吸18次/分，血压147/96 mmHg，慢性肝病面容，神志清楚，精神尚可。全身皮肤黏膜、双侧巩膜中度黄染，周身浅表淋巴结未及肿大，双肺叩诊呈清音，呼吸音粗，左下肺呼吸音偏低，未闻及干湿啰音及胸膜摩擦音。心尖搏动未见异常，心界不大，心率74次/分，心律齐，与脉搏一致，各瓣膜听诊区未闻及病理性杂音，未及异常周围血管征。腹部平坦，右上腹可见一0.5～0.8 cm未闭合伤口（曾置PTCD引流管口），间断有黄绿色液体渗出，纱布覆盖，右上腹深压痛，未及反跳痛，Murphy

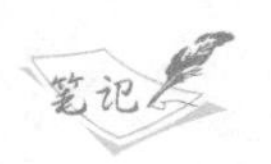

征可疑，移动性浊音可疑，肠鸣音正常，3～4次/分。双下肢无水肿。

【辅助检查】

入院当日全血细胞分析：WBC 3.13×10^9/L、NE 1.69×10^9/L、NE% 53.90 %、RBC 3.33×10^{12}/L、HGB 112.0 g/L、PLT 92.0×10^9/L。肝功能：ALT 22.9 U/L、AST 68.5 U/L、TBIL 29.9 μmol/L、DBIL 24.2 μmol/L、ALB 26.9 g/L、GGT 387.2 U/L、ALP 838.2 U/L、CHE 1712 U/L、TBA 31.5 μmol/L、PCT 0.31 ng/mL、CRP 59.8 mg/L。电解质+肾功能+血氨：Ca^{2+} 2.01 mmol/L、UREA 3.04 mmol/L、CREA 52.3 μmol/L、NH_3 48.0 μmol/L、K^+ 3.91 mmol/L、Na^+ 139.0 mmol/L、Cl^- 104.2 mmol/L。凝血功能：PT 13.00 s、PTA 77.00%、Fb 309.00 mg/dL、INR 1.20、FDP 3.26 μg/mL。肿瘤系列：AFP 26.99 ng/mL、CEA 3.4 ng/mL、CA-199 23.2 U/mL、CA-153 8.5 U/mL。血淀粉酶72.0 U/L、血脂肪酶38.1 U/L，尿常规及粪便培养未见明显异常。胸片提示双肺多发结节，考虑转移瘤。腹部B超：肝内多发占位（部分介入术后），肝硬化，脾大，腹水，肝多发囊肿，胆囊壁毛糙，胰腺未见异常，双侧胸腔积液。超声心动：主动脉瓣钙化并轻度反流，二尖瓣、三尖瓣轻度反流，未见瓣膜赘生物。腹部CT：PTCD引流管脱落后，腹腔较多游离气体，肝硬化，脾大，少量腹水，胆囊壁水肿增厚，胆囊小结石，左侧肾上腺增粗，肝内胆管扩张，右肾小结石，双侧胸腔多发结节灶，转移瘤待除外，盆腔积液。

【诊断】

原发性肝癌，肝癌破裂出血，肝内多发转移癌，梗阻性黄疸，ERCP支架置入术后，PTCD后，TACE后，肝炎肝硬化活动性失代偿期乙型，腹水，腹腔感染，胆系感染，高血压。

【诊疗经过】

入院后继续抗病毒治疗，并保肝对症治疗。患者乙型肝炎肝硬化、原发性肝癌诊断明确，因梗阻性黄疸行PTCD胆汁引流。院外体外胆汁引流管自行脱出，造成感染及胆管再梗阻，并再次行ERCP支架置入术，术后患者再次出现发热，遂入院，入院后询问病史、体格检查，并积极完善相关化验检查。结合患者病史，症状（发热，腹痛，腹泻），查体（腹部压痛，Murphy征可疑阳性，移动性浊音可疑阳性），炎症指标增高，MRCP提示PTCD引流管脱落后，腹腔较多游离气体，少量腹水，胆囊壁水肿增厚，考虑此次发热仍为感染所致，感染部位考虑胆道及腹腔。排除了尿路、呼吸道、心内膜感染及胰腺炎的可能。给予头孢哌酮舒巴坦联合奥硝唑经验性抗感染治疗，保肝降酶、退黄、抗病毒、抗肿瘤及营养支持治疗，患者体温恢复正常，腹痛、腹泻症状好转，治疗后血培养、腹水培养结果均阴性，于抗生素治疗2周后停止抗感染治疗。间隔1周后，无明显诱因，患者再次出现腹痛，剧痛，浑身大汗，发热，T 37.7 ℃，查体腹肌紧张，右下腹压痛、反跳痛阳性，移动性浊音阳性，急查化验示RBC 3.43×10^{12}/L、HGB 119.00 g/L、WBC 6.37×10^{19}/L、NE% 63.40%、PLT 123.00×10^{9}/L，AMY 72.0 U/L、LPS 38.1 U/L、PCT 0.31 ng/mL、CRP 59.8 mg/L，行腹腔穿刺留取腹水标本，腹水黄色、混浊，化验腹水总细胞32768个/μL，腹水白细胞30768个/μL，单核15%，多核85%，腹部CT检查提示仍有膈下游离气体。提示严重腹腔感染（可能为继发性），给予比阿培南抗感染治疗，5天后患者体温恢复正常，但仍有间断腹痛，再次腹腔穿刺，腹水化验提示腹水总细胞5000个/μL，腹水白细胞4900个/μL，腹水单核26%，腹水多核74%，腹水培养提示屎

笔记

肠球菌，药物敏感试验提示对青霉素、喹诺酮类抗生素耐药，对万古霉素、替考拉宁敏感。给予万古霉素抗感染治疗，患者体温正常，腹痛、腹泻症状明显好转出院。

【随访】

出院后患者反复6次再住院治疗，每次均为严重的腹腔感染，经过积极抗感染治疗后好转。整个治疗期间，患者同时接受了口服分子靶向药物甲磺酸仑伐替尼（8 mg qd）抗肿瘤治疗，并联合卡瑞利珠单抗静脉注射抗肿瘤治疗，靶向药物联合免疫治疗半年后（2021年8月）复查胸部CT（图27-1、图27-2）提示患者肺部转移瘤病灶较前缩小，疗效评价为病变稳定（stable disease，SD）。治疗过程中有手足综合征等不良反应，但对症治疗后好转。至2022年9月，患者确诊巨大肝癌伴多发转移已2年余，仍存活中。

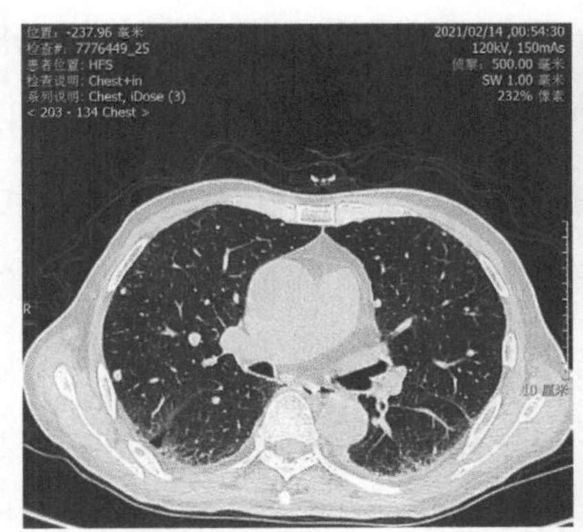

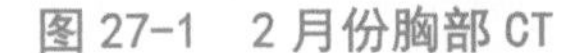
图 27-1　2 月份胸部 CT

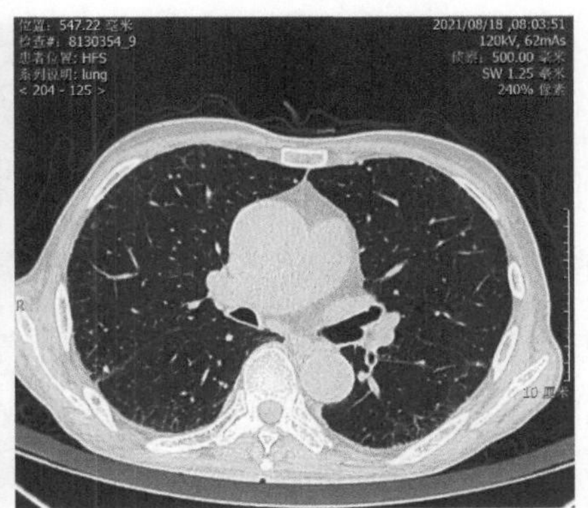

图 27-2　8 月份胸部 CT

病例分析

恶性梗阻性黄疸是因肝胆胰系统恶性占位引起的胆汁流出道受阻、胆汁逆行入血而继发的一系列病理生理变化。胆道梗阻会导致

胆道系统内压升高和高胆红素血症，进而可导致肝肾功能、凝血功能、免疫功能障碍和胆道感染等，严重者可危及生命。另外，高胆红素血症限制手术、放化疗等进一步针对肿瘤的治疗，形成恶性循环。对于恶性梗阻性黄疸，应尽快重建胆汁排泄通路，降低胆红素水平和胆管内压力，改善患者病情，延长生存期。PTCD 和 ERCP 是治疗恶性梗阻性黄疸的常规手术。胆道感染是梗阻性黄疸围手术期最常见的严重并发症，在恶性梗阻性黄疸中发病率可达 20% 以上。胆道感染不仅使胆汁引流术面临失败，也能加重肝功能受损程度，甚至危及生命。胆系感染常见病原菌有大肠埃希菌、屎肠球菌、粪肠球菌、肺炎克雷伯菌、铜绿假单胞菌、阴沟肠杆菌和鲍曼不动杆菌等，真菌感染以白念珠菌和热带念珠菌多见。近些年，病原菌总体耐药率上升，多重耐药菌的感染为临床治疗带来了困难。

本例患者来我院就诊时已经为巨大肝癌晚期，伴多发转移，并在外院接受过多种治疗，因恶性梗阻性黄疸行 PTCD，但 PTCD 引流管不慎脱落，遗留腹壁创口并有液体外渗。患者反复发热、腹痛，化验炎症指标增高，腹水培养明确了感染的病原菌，影像学检查示膈下游离气体，因此不排除该患者胆系感染合并继发性腹膜炎的可能。经验性使用头孢哌酮舒巴坦联合奥硝唑抗感染治疗后感染得到控制。但之后反复多次发热、腹泻、腹痛，伴有腹水细胞数明显增多，并腹水培养出耐用屎肠球菌，确认腹腔感染。每次均经过积极抗感染治疗后好转。分析患者感染反复的原因，考虑与患者恶性肿瘤、免疫力低下、病灶不能完全清除有关。

患者本身为晚期肝癌，因胆道梗阻并感染导致肝功能恶化，不符合肿瘤靶向免疫治疗指征。但患者经过 PTCD 及后续 ERCP 解除胆道梗阻，及抗感染并综合治疗后获得了肝癌分子靶向药物联合免

笔记

疫治疗的机会。最终患者在充分知情同意的情况下，经过多学科会诊为其制定了抗肿瘤方案。虽然患者靶向药物治疗期间也曾有过手足综合征等不良反应，但通过调整剂量及对症治疗后好转。患者一度对靶向联合免疫治疗应答良好，一度肝癌原发病灶及肺内转移灶缩小。至 2022 年 9 月，该患者距离发现晚期肝癌已两年余，随访患者仍存活。

邢卉春教授病例点评

本例患者本身为晚期肝癌患者，因 PTCD 引流管脱落后继发多次腹腔感染。经系统抗感染并综合治疗为患者赢得了后续肝癌靶向免疫治疗的机会，患者的生命得以延长。这提示我们：①对于肝病合并复杂感染的患者，需要细心分析每一个可疑的迹象，在经验性抗感染治疗的同时，积极寻求病原学指标对于调整有效的抗菌药物非常重要。②对于每一位患者均应不轻言放弃。一个终末期肝病、巨大肝癌并全身多处转移的患者，经过积极治疗已经走过两年多的历程，再一次告诉我们，细致地观察病情、精准地制定治疗方案和根据病情变化及时调整策略是其获得比较好疗效的根本，也是每一位医生应该坚持的工作原则。

【参考文献】

1. 万巍，许晨，杨魏，等．高位恶性梗阻性黄疸介入治疗预后因素分析．介入放射学杂志，2020，29（5）：479-482.
2. 邵子雨，吴文广，刘颖斌．胆管恶性肿瘤术前减黄研究进展．中国实用外科杂志，2020，40（8）：969-972.

3. MA J，LUO J，GU J，et al. Malignant obstructive jaundice treated with intraluminal placement of Iodine-125 seed strands and metal stents：an analysis of long-term outcomes and prognostic features. Brachytherapy，2018，17（4）：689-695.
4. 陈明 . 66 例肝门胆管癌合并阻塞性黄疸病例介入治疗的回顾性分析 . 中华普外科手术学杂志（电子版），2019，13（5）：501-503.
5. 汪倩钰，李从荣，郭静，等 . 胆道疾病患者胆汁病原菌谱与耐药监测 . 肝胆胰外科杂志，2019，31（7）：417-421.

（王凤水　庄立伟　整理）

病例 28　肝豆状核变性（Wilson 病）致肝硬化

病历摘要

【基本信息】

患者，女性，44 岁，主诉“发现脾大 1 年余，双下肢水肿半年，腹胀 1 个月”入院。

现病史：2017 年 10 月患者于当地医院查腹部超声提示脾脏轻度肿大（厚 54 mm、长 164 mm），未重视。2018 年 5 月因上腹部隐痛，饥饿时及夜间明显，于外院查胃镜提示十二指肠溃疡；腹部增强 CT 提示脾大、腹膜后多发淋巴结；血常规：WBC 3.2×10^9/L，NE 1.45×10^9/L，HGB 87 g/L，PLT 91×10^9/L。外院对症予抑酸、促进溃疡修复等治疗后好转，脾大、白细胞下降未进一步诊治。2019年1月患者开始出现双下肢水肿，当地医院予利尿、消炎等治疗后症状略缓解。1 个月前（2019 年 6 月）患者因腹胀明显就诊于某医院，查血常规：WBC 2.6×10^9/L，NE 1.3×10^9/L，HGB 70 g/L，PLT 79×10^9/L；肝功能：ALT 31 U/L，AST 64 U/L，TBIL 47.7 μmol/L，DBIL 16.8 μmol/L，ALB 31.9 g/L；乙型肝炎病毒五项、丙型肝炎病毒抗体均为阴性。腹部超声提示肝脏弥漫性病变、门静脉稍增宽、脾大（63 mm × 172 mm）、脾静脉增宽、腹水，考虑为肝硬化。现为进一步诊治入院。患者近期精神欠佳、食欲差，睡眠可，大小便正常，体重无明显变化。

既往史：2018 年行胃镜提示十二指肠溃疡，间断口服雷贝拉唑治疗。2003 年因车祸致右下肢骨折，行手术治疗。幼年曾患肝炎，痊愈。对“感冒清热颗粒”过敏，表现为皮疹。否认输血及血制品运用史。

个人史：无地方病疫区居住史，无冶游史，无吸烟、饮酒史。

【体格检查】

体温 36.5 ℃，脉搏 80 次 / 分，呼吸 20 次 / 分，血压 110/55 mmHg。患者发育正常，营养良好，体形肥胖，肝病面容，表情自如，步态正常，步入病房，自主体位，查体合作。全身皮肤黏膜颜色正常，无黄染，肝掌阴性，蜘蛛痣阴性，双肺叩诊呈清音，双肺呼吸音清，未闻及干湿啰音及胸膜摩擦音。心率 80 次 / 分，心律齐，与脉搏一致，A2 ＞ P2，各瓣膜听诊区未闻及病理性杂音，未及异常周围血管征。腹部饱满，脐周压痛，无反跳痛，腹部未触及包块，肝、脾、胆囊未触及，Murphy 征阴性。肝肺浊音界存在，位于右锁骨中线上第 5 肋间，移动性浊音阳性，肝区叩击痛阴性，双下肢轻度水肿。神经系统检查：患者神志清楚，精神正常，四肢肌力、肌张力正常，腹壁反射正常引出，双侧肱二、肱三头肌腱反射，膝腱反射，跟腱反射正常引出，双侧 Babinski 征阴性，踝阵挛阴性，扑翼样震颤阴性，Kernig 征阴性，Brudzinski 征阴性。

【辅助检查】

2019 年 6 月于北京某医院查血常规：WBC 2.6×10^9/L，NE 1.3×10^9/L，HGB 70 g/L，PLT 79×10^9/L；肝功能：ALT 31 U/L，AST 64 U/L，TBIL 47.7 μmol/L，DBIL 16.8 μmol/L，ALB 31.9 g/L；乙型肝炎病毒五项、丙型肝炎病毒抗体均为阴性。腹部超声提示肝脏弥漫性病变、门静脉稍增宽、脾大（63 mm × 172 mm）、脾静脉增宽、腹水，考虑为肝硬化。

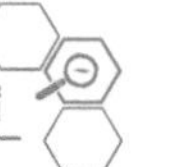

【诊断】

肝硬化失代偿期，低蛋白血症，腹水，脾功能亢进，腹腔感染？；贫血（中度）；十二指肠溃疡。

【诊疗经过】

入院完善相关辅助检查：血常规：WBC 2.34×10^9/L，NE% 45.3%，NE 1.06×10^9/L，HGB 66.00 g/L，PLT 72.00×10^9/L，CRP 45.0 mg/L，PCT 9.30 ng/mL；肝功能：ALT 19.6 U/L，AST 41.0 U/L，ALB 28.0 g/L，DBIL 17.2 μmol/L，TBIL 45.9 μmol/L；凝血功能：PT 17.3 s，PTA 55.00%。自身免疫性肝病：ANA 阴性；抗中性粒细胞胞浆抗体谱：pANCA-IIF、cANCA-IIF、ANCA-MPO、ANCA-PR3 均阴性；ENA 谱阴性；自身免疫性肝炎谱阴性；乙型肝炎病毒标志物全阴，丁型肝炎病毒血清学标志物阴性，丙型肝炎病毒、梅毒螺旋体、人类免疫缺陷病毒抗体均阴性，甲型肝炎病毒、戊型肝炎病毒抗体 IgM 阴性。心电图、胸片未见异常。腹部超声：肝硬化、腹水，脾大，胆囊壁毛糙。门脉血流：门脉高压血流改变，侧支循环建立。腹部 MRI 增强：肝硬化、脾大、胃底静脉曲张，腹水。肝脏弹性测定：E（75 kPa）。电子胃镜：食管胃底静脉曲张轻度，慢性非萎缩性胃炎。眼科会诊：双眼未见 K-F 环。患者肝硬化明确，存在腹水，结合血炎症反应指标升高，查体腹部压痛、移动性浊音阳性，故考虑存在腹腔感染，给予抗感染治疗。患者既往无饮酒史、无特殊用药史，实验室检查各型肝炎病毒血清学标志物均为阴性，自身免疫性肝病筛查亦无阳性结果，故可除外酒精性肝病、药物性肝损伤、病毒性肝炎、自身免疫性肝病等可能。为进一步明确肝硬化病因，于 2019 年 8 月 6 日行肝组织活检，病理诊断：慢性肝炎（G3），肝硬化，形态学不除

外 Wilson 病。进一步完善相关检查：铜蓝蛋白 0.21 g/L（正常范围在 0.22 ～ 0.58 g/L）；复查：双眼 K-F 环阴性；颅脑 MRI 可见 T_1WI 上双侧苍白球、大脑脚、小脑齿状核、四脑室前方信号增高。2019 年 8 月 22 日于某医院职业病研究所检查：血铜 0.81 mg/L，血游离铜 15 μg/dL，尿铜 57.1 μg/24 h（参考值范围为 15 ～ 30 μg/24 h），复查铜蓝蛋白轻度减低。基因检测结果回报：未见 *ATP7B* 基因突变。中日友好医院王泰龄教授会诊肝组织活检病理意见：符合 Wilson 病。2019 年 8 月 24 日行青霉素皮试，结果阴性，当日开始 D- 青霉胺片 0.125 mg qd 口服驱铜，联合口服锌剂治疗，嘱患者低铜饮食。经驱铜以及补充维生素 B_6、抗感染、补充白蛋白、保肝、利尿、抑酸等治疗，患者炎症反应指标降至正常，腹部体征消失，下肢水肿消失，贫血及低蛋白血症改善，肝硬化并发症得到控制，病情好转后出院。

【随访】

患者院外继续口服驱铜治疗，D- 青霉胺逐渐加量，定期随访肝功能稳定，24 h 尿铜维持在 250 ～ 450 μg/24 h，血游离铜在 70 ～ 120 μg/L，效果评估：控制良好。患者总体病情平稳维持时间 1 年半。2021 年 3 月，病情反复，肝功能恶化，经内科保守治疗效果差，后于外院行肝移植治疗，肝移植术后病情稳定。

病例分析

肝豆状核变性（hepatolenticular degeneration，HLD），又称 Wilson 病（Wilson disease，WD），是一种常染色体隐性遗传性疾病，因铜转运 ATP 酶 β（ATPase copper transporting beta，*ATP7B*）

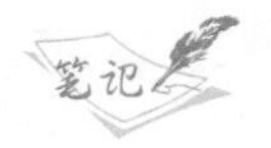

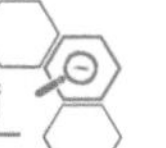

基因突变而导致的铜代谢障碍。WD 可在任何年龄发病，主要以儿童、青少年多见，5 ～ 35 岁多发，发病率无性别差异。发病机制为位于 13 号染色体的 *ATP7B* 基因突变，使其编码的 P 型 ATP 酶功能减弱甚至消失，导致排铜障碍，大量的铜沉积在肝、脑、心脏、肌肉、肾、骨骼等器官组织中，进而导致各种临床症状。患者在诊断时通常都存在不同程度的肝损伤，临床上可表现为无症状、急性肝炎、急性肝衰竭、慢性肝炎、肝硬化等多种形式，临床上需与其他原因引起的肝炎、肝衰竭、肝硬化等进行鉴别。WD 的神经系统表现多种多样，但大多为锥体外系功能障碍，常见表现有：肌张力障碍、震颤、肢体僵硬和运动迟缓、精神行为异常及其他少见的神经症状；对于具有神经精神症状的肝硬化患者可能被误诊为肝性脑病，需谨慎鉴别。此外，典型患者眼部查体可见 K-F 环，即铜沉积于角膜后弹力层所形成的暗棕色环。WD 实验室检查可发现铜代谢障碍，可见血清铜蓝蛋白降低、24 h 尿铜升高以及血清铜下降。血清铜蓝蛋白＜ 100 mg/L 强烈支持 WD 的诊断；24 h 尿铜排泄量＞ 100 μg 对诊断 WD 具有重要价值，但需与其他急慢性肝病、遗传代谢性疾病等相鉴别。对于临床表现不典型但高度怀疑 WD 者，*ATP7B* 基因突变检测可作为确诊方法。影像学上，WD 累及肝脏呈弥漫性损害，部分患者肝脏可出现多发结节；脑部 MRI 常见的表现为两侧豆状核对称性 T_1WI 低信号、T_2WI 高信号，病灶可随着治疗逐渐变浅、变小。WD 病理诊断主要依据肝细胞内铜沉积、轻重不等的炎症活动以及程度不一的纤维化。关于 WD 的诊断，最新指南推荐采用 2001 年莱比锡第 8 届 WD 国际会议的诊断标准（Leipzig 评分系统），包括有无 KF 环、有无神经系统症状和 / 或脑部 MRI 异常及其程度、血清铜蓝蛋白水平、有无

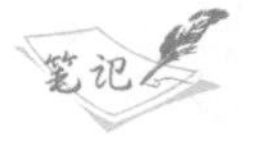

Coombs 阴性溶血性贫血、肝组织铜定量及罗丹宁染色结果、24 h 尿铜定量、*ATP7B* 基因检测结果；每项按照有无或程度不同设 1 ～ 4 分不等，每项内容得分相加，总分≥ 4 分可确诊，总分 3 分为疑似诊断，≤ 2 分则排除诊断。但该评分系统特意强调，在基因检测结果中，当两条染色体均检测到突变时得分为 4 分，即可诊断。由此可见，WD 是少数仅经基因检测即可进行临床诊断的遗传代谢性疾病。WD 治疗药物分为两大类，一是增加尿铜排泄的药物——铜螯合剂，如 D- 青霉胺，为首选药，适用于各种临床类型的 WD 患者，但有严重神经症状的患者应谨慎使用，需注意的是不良反应较多，治疗过程中需密切监测病情；二是阻止铜吸收的药物，如锌剂，主要用于无症状者的初始治疗、有症状者的维持治疗、妊娠期患者，以及 D- 青霉胺治疗不耐受者。但药物治疗并不是针对病因，只是降低了体内铜的蓄积水平；而通过肝移植植入的正常肝脏可以为 WD 患者提供正常的 ATP7B 蛋白，纠正肝铜代谢缺陷并逐渐逆转肝外铜沉积，使患者肝脏功能恢复正常，减轻门静脉高压。儿童和成人 WD 患者肝移植术后近期和远期生存率和移植物存活率都很高 [2]。此外，对症治疗、低铜饮食、定期监测也是保证治疗效果的重要环节。

本例患者为中年女性，慢性病程，以发现脾大、双下肢水肿起病，病情逐渐进展。就诊于我院时已出现肝功能损伤、肝硬化。对于不明原因的肝硬化，临床无禁忌证的患者应行肝脏组织活检。根据 Leipzig 评分，该患者治疗前总分为 3 分（颅脑 MRI 病变轻微、有 Coombs 阴性溶血性贫血、尿铜轻度升高，双眼 K-F 环阴性、铜蓝蛋白轻度降低但仍高于 0.2 g/L），为疑似诊断。该病例为不典型 WD 患者，K-F 环阴性，病变累及肝脏为主，神经系统无明显症状

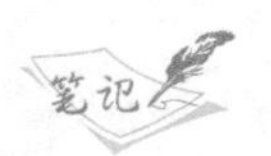

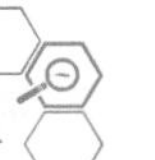

并且MRI检查示病变轻微。借助肝组织活检病理，综合分析，确诊为Wilson病。假如患者检测到*ATP7B*基因突变，按照Leipzig评分，无须行肝组织活检。确诊后即开始给予驱铜治疗，病情得到控制后出院。院外坚持治疗，病情平稳1年半，后患者病情反复，经积极内科治疗仍难以维持，肝功能逐渐恶化，最终行肝移植治疗，肝移植术后1年随访，肝功能正常，病情平稳。

李明慧教授病例点评

肝豆状核变性是1912年由英国神经病学家Samuel Wilson首次发现的，我国最新统计患病率为0.587/10 000，考虑到一些无症状患者的存在，推测实际患病率可能更高。但该病临床表现复杂，易漏诊、误诊，尤其对于不典型病例，临床早期诊断困难。近年来，随着基因检测技术的快速发展，基因检测在WD诊断及筛查中的作用越来越重要，也为越来越多无症状患者的发现提供了可能。WD患者存在铜代谢障碍，除非行肝移植治疗，否则需终生治疗。该患者表现不典型，虽就诊后第一时间确诊并得到及时驱铜治疗，但确诊时已处于肝硬化阶段，肝脏已有大量铜沉积，最后通过肝移植才使病情得以持续稳定。目前，WD是为数不多的可以由药物治疗的遗传代谢性疾病之一，有研究报道，约35%～45%的WD患者在诊断时已存在肝硬化，如果能早期诊断、早期治疗，其存活率与一般人相近。因此，对于存在任何不明原因肝病表现、神经症状（尤其是锥体外系症状）或精神症状的患者，均应考虑WD的可能性。

【参考文献】

1. 中华医学会肝病学分会遗传代谢性肝病协作组 . 肝豆状核变性诊疗指南（2022 年版）. 中华肝脏病杂志，2022，30（1）：9-20.

2. ARNON R，ANNUNZIATO R，SCHILSKY M，et al. Liver transplantation for children with Wilson disease：comparison of outcomes between children and adults. Clinical transplantation，25（1），E52–E60.

3. XIE J J，WU Z Y. Wilson’s Disease in China. Neuroscience bulletin，2017，33（3），323–330.

4. ŽIGRAI M，VYSKOČIL M，TÓTHOVÁ A，et al. Late-Onset Wilson's Disease. Frontiers in medicine，2022，7，26.

（张璐　陈晓雪　整理）

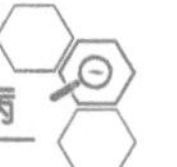

病例 29　伴溃疡性结肠炎的原发性硬化性胆管炎

病历摘要

【基本信息】

患者，男性，35 岁，主因“间断腹部不适、尿黄 8 年，加重 2 个月”于 2019 年 11 月入院。

现病史：患者 2011 年 7 月自觉上腹部不适、尿黄，于当地医院查肝功能示 ALT 113 U/L、AST 103 U/L、GGT 730 U/L、ALP 310 U/L，无发热、腹痛、恶心、呕吐，凝血功能示 PTA 90%，甲、乙、丙、丁、戊型肝炎病毒标志物均阴性，EBV-IgM 阴性，CMV-IgM 阴性，ANA 1 ∶ 100 阳性，抗线粒体抗体阴性，抗蛋白酶 3 抗体 IgG 阳性，免疫球蛋白正常，ESR 18 mm/h，铜蓝蛋白 0.39 g/L，AFP 3.9 ng/mL，腹部增强 MRI 示肝脏形态、大小正常，肝内外胆管未见扩张，诊断肝功能异常待查，予以熊去氧胆酸及甘草酸制剂保肝治疗 1 个月后复查肝功能：ALT 80 U/L、AST 75 U/L、TBIL 45 μmol/L、GGT 320 U/L、ALP 210 U/L。后长期服用保肝药物（甘草酸制剂、熊去氧胆酸等），ALT、AST 间断 1 ～ 2 ULN 升高，TBIL、GGT、ALP 一直未恢复正常，IgG 偶有轻度升高，IgG4 正常。患者间断出现发热、恶心、呕吐、腹部不适，Murphy 征可疑阳性，伴白细胞及中性粒细胞比例较平时基线升高，发作时胆红素较基线进一步升高，考虑胆系感染，经抗感染、保肝治疗好

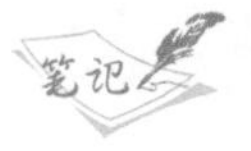

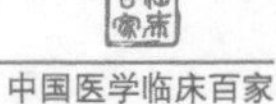

转。2016 年频繁发作胆系感染。2016 年 10 月 TBIL 高达 214 μmol/L，DBIL 占 80%，凝血功能示 PTA 98%，外院行 MRCP 检查考虑原发性硬化性胆管炎。2019 年 8 月复查凝血功能示 PTA 95%。2019 年 8 月 22 日出现发热、腹痛，伴腹泻，性状为脓血便，每日十余次，伴里急后重，便常规示白细胞 10/HP，考虑溃疡性结肠炎发作伴肠道细菌感染，予以头孢地尼、安咖黄敏、美沙拉嗪（2019 年 8 月 25 日至 10 月 1 日）治疗，发热、脓血便消失，用药期间自觉尿液颜色呈浓茶色，2019 年 10 月 27 日化验 TBIL 140 μmol/L，给予对症保肝治疗。2019 年 11 月 9 日肝功能示：ALT 105.5 U/L、AST 120.7 U/L、TBIL 240.5 μmol/L、DBIL 204.4 μmol/L，凝血功能 PTA 降至 57%，为进一步诊治收入院。患者自发病以来，神清，精神可，饮食、睡眠可，偶有便秘，小便色黄，尿量可，近期体重无明显变化。

既往史：2012 年 2 月诊断急性胆源性胰腺炎、胆囊炎。2013 年 3 月因血便行结肠镜检查，病理示溃疡性结肠炎可能（勾拉法进镜至回盲部约 70 cm，回盲瓣呈唇形，表面可见充血水肿、糜烂、溃疡，覆盖黄白苔，取病理 2 块，回肠末端黏膜充血水肿明显，可见散在糜烂溃疡，表面覆盖黄白苔，淋巴滤泡散在分布，阑尾开口黏膜光滑，全结肠黏膜稍充血水肿，散在糜烂溃疡，表面覆盖薄白苔，以升结肠和横结肠明显，在回盲部、升结肠、横结肠、乙状结肠各取病理 2 块，直肠可见静脉曲张），间断服用美沙拉嗪，2016 年 10 月肠镜示溃疡性结肠炎稳定期。2016 年 11 月开始曾服用非诺贝特治疗 1 个月。2018 年 1 月因反复发作胆囊炎行胆囊切除术。2018 年 2 月胃镜检查示反流性食管炎，慢性非萎缩性胃炎。否认高血压、糖尿病、冠心病病史，否认病毒性肝炎等传染病病史，否认输血及血制

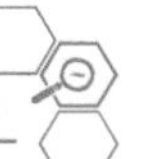

品史，否认食物、药物过敏史。

个人史：无地方病疫区居住史，无传染病疫区生活史，无冶游史，否认吸烟、饮酒史，已婚，配偶及孩子体健。

【体格检查】

生命体征平稳，神志清楚，精神可，肝病面容，贫血貌，全身皮肤黏膜及巩膜重度黄染，双肺呼吸音清，未闻及明显干湿啰音，心律齐，心音可，各瓣膜听诊区未闻及病理性杂音，右上腹可疑压痛，无反跳痛，肝脾肋下未触及，肝肾区无叩痛，移动性浊音阴性，双下肢无水肿，扑翼样震颤阴性。

【辅助检查】

血常规：WBC 4.68×10^9/L，NE% 75.94%，HGB 109 g/L，PLT 91×10^9/L。CRP 9.4 mg/L。PCT 0.12 ng/mL。ESR 20 mm/h。肝功能：ALT 45 U/L，AST 194.8 U/L，TBIL 407.5 μmol/L，DBIL 335 μmol/L，ALB 34.3 g/L，GGT 43.6 U/L，ALP 195.3 U/L，CHE 2334 U/L。凝血功能：PTA 20%。甲、乙、丙、丁、戊型肝炎病毒学标志物均阴性。自身免疫性肝病系列：抗核抗体 1：100，抗增殖性细胞核抗原抗体（+），抗线粒体抗体阴性，抗 GP210 和 SP100 阴性，其他 ANA 谱、ENA 谱、自免肝谱全阴性；免疫球蛋白：IgA 6.22 g/L、IgM 3.11 g/L、IgG 正常。IgG4 水平正常。腹部彩超：肝弥漫性病变，脾大，脾厚 64 mm，胆囊切除术后，门脉高压改变（门脉主干 13 mm）。MRCP：肝内胆管不均匀节段性扩张，原发性硬化性胆管炎？胆总管中段管腔内胆汁成分异常？肝实质信号异常、门静脉周围间隙增宽，提示肝脏炎症；肝硬化，脾大，少量腹水；胆囊缺如。

【诊断】

慢加急性肝衰竭，原发性硬化性胆管炎，肝硬化失代偿期，门脉高压，腹水，脾大，脾功能亢进，溃疡性结肠炎，胆系感染，轻度贫血（缺铁性贫血）。

【治疗经过】

嘱休息，积极输注新鲜冰冻血浆和白蛋白加强支持治疗，予以熊去氧胆酸、甘草酸制剂、S- 腺苷蛋氨酸保肝，抗感染、利尿，积极预防肝衰竭其他并发症，调节肠道菌群等治疗，2019 年 11 月 20 日复查肝功能：AST 153.5 U/L，TBIL 277.4 μmol/L，DBIL 240 μmol/L，ALB 30 g/L，PTA 30%，继续上述积极治疗措施，2019 年 12 月 4 日复查肝功能：ALT 67 U/L，AST 182.1 U/L，TBIL 408.4 μmol/L，DBIL 337.9 μmol/L，ALB 29.7 g/L，2019 年 12 月 4 日开始静脉应用地塞米松 10 mg qd 治疗 5 天，2019 年 12 月 9 日复查肝功能：ALT 227.5 U/L，AST 209 U/L，TBIL 404.2 μmol/L，DBIL 338.7 μmol/L，ALB 33.6 g/L，TBIL 较用药前无变化，遂停用激素，继续予以上述积极保肝、退黄、抗感染、输血浆及白蛋白、利尿、调节肠道菌群等治疗，2019 年 12 月 13 日复查 TBIL 最高升至 595.3 μmol/L，PTA 51%，建议患者行人工肝及肝移植治疗，患者及其家属于多家医院门诊咨询后，选择内科保守治疗。经对症保肝治疗，患者 TBIL 缓慢下降至 180 μmol/L 左右，PTA 恢复至 90%，患者要求出院。

【随访】

患者出院后随访 3 个月，TBIL 波动于 117 ～ 180 μmol/L，病情相对稳定。

病例分析

病例特点：患者为青年男性，慢性病程，反复肝功能异常、尿黄，早期以 GGT、ALP 升高更为明显，其后 TBIL 进行性升高，其中 DBIL 占 80%。病原学指标可排除病毒性肝炎，早期 MRI 肝脏形态和肝内外胆管未见异常，可排除肝内外胆管梗阻相关疾病。患者反复出现胆系感染，因出现肠道症状，结合肠镜诊断溃疡性结肠炎。其后因 MRI 提示肝内胆管不均匀节段性扩张，结合病史，PSC 诊断明确。在出现首发症状 8 年后出现腹水等肝硬化失代偿期表现，在此基础上病情进展，出现不可逆性肝衰竭。

病例诊断分析：该 PSC 病例早期仅表现为肝功能异常，且以结合胆红素、胆管酶升高为主，影像学并无肝内外胆管病变表现。即使病程早期行肝组织活检，如果 PSC 为小胆管型，肝脏病理可显示小胆管病变，其他 PSC 大胆管型和全胆管型早期肝脏病理并无明显病变，故 PSC 早期诊断有一定困难。直至出现溃疡性结肠炎，患者仍未出现 PSC 的典型影像学改变，即肝内外胆管节段性扩张。病程后期 MRCP 显示肝内胆管不均匀节段性扩张，为 PSC 典型影像学表现，结合患者反复肝功能异常主要表现为胆汁淤积型，提示 PSC。鉴别诊断方面，PSC 需与胆管酶（GGT、ALP）升高的疾病鉴别，如 PBC 及 IgG4 相关硬化性胆管炎（IgG4-SC）。该患者抗线粒体抗体阴性，胆管酶升高，PBC 可能性不大。患者 IgG4 水平正常，无胆管外 IgG4 相关疾病表现，可排除 IgG4 相关硬化性胆管炎。2021 年原发性硬化性胆管炎诊断及治疗指南推荐的大胆管型 PSC 诊断标准为：①胆管成像具备 PSC 典型特征；

②以下标准至少满足一条：A. 胆汁淤积的临床表现及生物化学改变（成人 ALP 升高、儿童 GGT 升高）；B.IBD 临床或组织学证据；C. 典型 PSC 肝脏组织学改变；③排除其他因素引起继发性硬化性胆管炎。该患者满足第①、第②中前两条、第③，故 PSC 诊断明确。患者 ANA 低滴度阳性，但 IgG 水平正常，余自身免疫性肝病系列化验均为阴性，根据 AIH 评分标准，不能明确诊断。文献报道 PSC 时亦可有 ANA 低滴度阳性、抗中性粒细胞胞浆抗体阳性及 IgM 升高表现。

目前 PSC 尚缺乏有效治疗手段。熊去氧胆酸为免疫调节剂，目前临床普遍认可用于治疗 PSC。熊去氧胆酸可改善 PSC 患者临床和生化指标，但未必能改善长期预后。有研究显示糖皮质激素、苯扎贝特可改善部分 PSC 患者肝脏生化指标，但对长期预后影响尚不清楚，对于具有 AIH 或 IgG4 相关硬化性胆管炎特征的患者，可考虑使用糖皮质激素治疗，但激素相关不良反应及停药复发常见。免疫抑制剂效果不明确。胆管显性狭窄者可行内镜下球囊扩张或短期支架置入治疗。肝移植是目前唯一有效的 PSC 治疗方法。该患者虽经积极熊去氧胆酸、保肝及激素治疗，肝功能及凝血功能有所改善，但不能逆转病程，病情持续进展，应积极考虑肝移植。

谢尧教授病例点评

PSC 早期诊断困难，往往以反复发作的胆管炎和 IBD 为首发症状。对于经典 PSC 患者，肝脏组织学检查并非必需，但诊断小胆管型 PSC 需要肝脏组织学检查。PSC 并发 IBD 发病率高，研究显示青年 PSC 患者 IBD 共患率为 57% ～ 70%，老年患者共患率稍低，其中

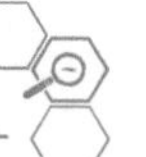

80% PSC 患者表现为溃疡性结肠炎，10% 为克罗恩病，10% 为不确定结肠炎，症状往往比单纯性 IBD 更轻微，但结肠癌风险显著升高，应定期进行结直肠癌筛查。与未伴发 PSC 的溃疡性结肠炎患者相比，伴发 PSC 者中全结肠炎、倒灌性回肠炎、直肠豁免更常见，该患者即为典型 PSC 合并溃疡性结肠炎病例，结肠镜检查具备典型表现。因此炎症性肠病患者应定期复查肝功能，出现胆汁淤积表现时应高度警惕 PSC 可能。该病例提示我们本病早期可能无典型 PSC 影像学表现，仅表现为肝功能异常，应注意密切随诊，同样应建议 PSC 患者进行结肠镜检查及定期复查，同时进行多部位多点活检评估是否合并 IBD。PSC 患者应注意与继发性胆管炎、IgG4 相关硬化性胆管炎进行鉴别诊断，并需要鉴别有无合并 AIH、原发性胆汁性胆管炎，并定期进行肝胆肿瘤筛查。PSC 是一种持续进展性疾病，从肝内外胆管炎症逐渐发展至胆管纤维化，最后累及肝实质，出现肝硬化、肝衰竭直至死亡。PSC 患者的临床进程异质性很高，一些患者很快进展至肝硬化等终末期肝病。目前尚缺乏有效治疗手段，预后差，糖皮质激素治疗可能改善肝功能，但效果欠佳，此患者应用激素治疗无效。肝移植为唯一有效治疗，该患者 PSC 持续进展，8 年内进展至肝硬化失代偿期，慢性肝衰竭，应积极进行肝移植。

【参考文献】

1. 中华医学会肝病学分会 . 原发性硬化性胆管炎诊断及治疗指南 . 临床肝胆病杂志，2022，38（1）：50-61.

2. CHAPMAN M H，THORBMRN D，HIRSCHFIELD G M，et al. British Society of Gastroenterology and MK-PSC guidelines for the diagnosis and management of primary sclerosing cholangitis. Gut，2019，68（8）：1356-1378.

3. ISAYAMA H，TAZMMA S，KOKMDO N，et al. Clinical guidelines for primary

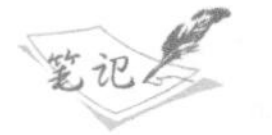

sclerosing cholangitis 2017. J Gastroenterol，2018，53（9）：1006-1034.

4. STEVENS J P，GMPTA N A. Recent insights into pediatric primary sclerosing cholangitis. Clin Liver Dis，2022，26（3）：489-519.
5. CMNHA T，DVAZIRI H，WU G Y. Primary sclerosing cholangitis and inflammatory bowel disease：a review. J Clin Transl Hepatol，2022，10（3）：531-542.
6. MEHTA T I，WEISSMAN S，FMNG B M，et al. Global incidence，prevalence and features of primary sclerosing cholangitis：a systematic review and meta-analysis. Liver Int，2021，1（10）：2418-2426.
7. ATTAMABI M，ZHAO M，BENDTSEN F，et al. Systematic review with meta-analysis：the impact of co-occurring immune-mediated inflammatory diseases on the disease course of inflammatory bowel diseases. Inflamm Bowel Dis，2021，27（6）：927-939.
8. WIJNANDS A M，de JONG M E，LMTGENS M，et al. Prognostic factors for advanced colorectal neoplasia in inflammatory bowel disease：systematic review and meta-analysis. Gastroenterology，2021，160（5）：1584-1598.
9. TRIVEDI P J，CROTHERS H，MYTTON J，et al. Effects of primary sclerosing cholangitis on risks of cancer and death in people with inflammatory bowel disease，based on sex，race，and age. Gastroenterology，2020，159（3）：915-928.
10. GMERRA I，BMJANDA L，CASTRO J，et al. Clinical characteristics，associated malignancies and management of primary sclerosing cholangitis in inflammatory bowel disease patients：a muilticentre retrospective cohort study. J Crohns Colitis，2019，13（12）：1492-1500.

（张璐　王玉洁　整理）

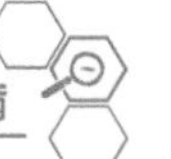

病例 30　肝移植术后肝功能异常

病历摘要

【基本信息】

患者，男性，55 岁，主因“肝移植术后肝功能异常 7 年，加重 2 年，乏力 1 周”于 2015 年 5 月 4 日入院。

现病史：患者 7 年前因乙肝肝硬化基础上发现肝癌，遂于 2008 年 8 月于北京某医院行肝移植，术后口服拉米夫定抗乙型肝炎病毒治疗、定期注射乙肝免疫球蛋白，并用他克莫司免疫抑制剂抗排异治疗，术后患者时有乏力，无恶心、呕吐，无尿黄，无腹痛、腹泻，规律门诊复查，化验乙肝表面抗体阳性，HBV DNA 阴性，但肝功能反复异常，ALT 及 AST 升高（分别波动在 200 ～ 400 U/L 及 100 ～ 300 U/L），TBIL、DBIL 基本正常，GGT（190 ～ 1099 U/L）及 ALP（190 ～ 719 U/L）持续异常升高。术后 3 个月时 GGT 已经超过 1000 U/L，至入院前，7 年来患者 GGT 多持续在 1000 U/L 以上，偶有短期波动在 400 ～ 600 U/L 水平，但常伴有间断反复发作的发热、腹部不适，曾于外院行胆道支架置入术，效果欠佳。2 年前自觉肝区不适，腹部影像学检查提示胆管狭窄，遂行 PTCD 胆管引流，间断胆管球囊扩张，但患者 GGT 未见下降，仍间断反复发热（最高 38 ℃）。1 周前自觉乏力，无发热，无恶心、呕吐，无尿黄，无腹痛，为行肝组织活检并进一步诊治，经门诊收入我院。

既往史：曾诊断 2 型糖尿病，目前应用胰岛素控制血糖，否认高血压、冠心病病史。患者 20 余年前发现乙肝表面抗原阳性，大三

阳，HBV DNA 阳性，曾服用拉米夫定抗病毒治疗（具体不详）。

【体格检查】

体温 36 ℃，脉搏 80 次 / 分，呼吸 18 次 / 分，血压 120/80 mmHg，神志清楚，精神正常，慢性病容，体形消瘦，全身皮肤黏膜无黄染，心肺查体未见异常。腹部平坦，右上腹可见一约 11 cm 长手术瘢痕及一约 5 mm 圆形瘢痕（PTCD 引流后所致），全腹无压痛及反跳痛，腹部未触及包块，脾肋下未触及，Murphy 征阴性，移动性浊音阴性。

【辅助检查】

入院时（2015年5月5日）化验：全血细胞分析：WBC 3.48×10^9 /L、NE 2.05×10^9 /L、NE% 58.85%、L 1.08×10^9 /L、L% 31.06%、HGB 121.4 g/L、PLT 131.6×10^9 /L。肝功能：ALT 241.2 U/L、AST 156.7 U/L、TBIL 14.3 μmol/L、DBIL 7.5 μmol/L、ALB 43.6 g/L、GGT 1023.1 U/L、ALP 1012.1 U/L、CHE 766 U/L。电解质、肾功能、血糖、血氨均正常。凝血功能：PT 10.8 s、PTA 100.0%、Fb 254.0 mg/dL、INR 1.0，ESR 7.0 mm/60 min。肿瘤系列：AFP 1.6 ng/mL、CEA 1.8 ng/mL、CA-199 10.9 U/mL，HBsAg 0.01 IU/mL、HBsAb 51.57 mIU/mL，HBV DNA（超敏）定量低于检测下限。免疫球蛋白 IgM、IgG、补体 C3、补体 C4、铜蓝蛋白正常。自身免疫性肝病、ENA 谱、ANCA 均阴性。腹部 B 超：肝脏移植术后，肝实质回声偏粗，脾厚 42 mm，胆总管管腔内透声差，内似呈实性回声，疑似肝外胆管结石，左肾囊肿，脾静脉增宽，未及腹水。

【诊断】

肝功能异常待查、肝移植术后、PTCD 后、2 型糖尿病。

【诊疗经过】

入院之后完善检查，评估肝功能损伤情况，患者 ALT 241 U/L、

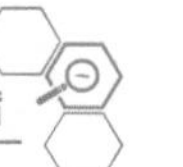

AST 156 U/L、GGT 1023 U/L、ALP 1012 U/L，明显增高，肝功能损伤明确。患者既往感染 HBV，肝移植后一直口服拉米夫定抗病毒治疗，间断注射乙肝特异性免疫球蛋白，化验 HBsAb 阳性，HBV DNA 阴性，考虑乙肝复发导致肝功能损伤可能性小。同时，排除了其他常见嗜肝病毒（如 HCV、HAV、HEV）及非嗜肝病毒（如 EBV、CMV）感染，自身抗体亦阴性，ESR 正常，自身免疫性肝损伤的可能性亦不大。入院后（2015 年 5 月）行肝组织活检，结果回报：肝细胞轻度嗜酸性变，肝窦轻度扩张，窦细胞反应活跃，窦内少量淋巴细胞及嗜酸性细胞浸润，个别汇管区轻度扩大，少量淋巴细胞浸润，个别血管内皮细胞轻度肿胀，胆管大致正常。因病理报告未直接给出排斥反应的诊断，故当时暂保留原抗排异用药剂量不变，但患者 GGT 及 ALP 水平仍居高不下。2015 年 6 月 26 日他克莫司血药浓度 5.1 ng/mL，ALT 454 U/L，AST 345 U/L，GGT 1500 U/L，ALP 760 U/L。追问病史发现患者 GGT 升高水平与他克莫司血药浓度低密切相关，病程中曾查他克莫司血药浓度为 8.5 ng/mL，其 GGT 523 U/L，ALP 391 U/L，而当他克莫司血药浓度 3.7 ng/mL 时，其 GGT 1130 U/L，ALP 1099 U/L，患者他克莫司血药浓度经常处于较低水平（4 ～ 5 ng/mL）。结合患者肝组织病理检查提示的存在汇管区少量炎症细胞浸润，轻度血管内皮炎，并排除了抗排异药物过量所致的药物性肝损伤可能，综合分析不能排除移植后轻度排斥反应的存在，遂调整免疫抑制剂用量（患者肝移植后一直口服他克莫司、吗替麦考酚酯抑制免疫），将他克莫司血药浓度从 4 ～ 5 ng/mL 水平调整到 6 ～ 7 ng/mL 水平，维持半年左右，吗替麦考酚酯从每日 2 粒（500 mg）增加至每日 4 粒（1000 mg）。监测患者肝功能逐渐好转，ALT 50 ～ 70 U/L，AST 50 ～ 90 U/L，转氨酶

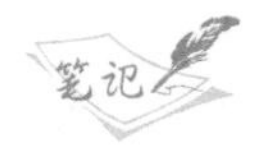

轻度异常，GGT 300 ～ 500 U/L，ALP 200 ～ 300 U/L，胆管酶明显下降，肝功能稳定后减少他克莫司用量，血药浓度在 3 ng/mL 水平，门诊继续随访。

【随访】

追踪随访至 2022 年 8 月，患者肝移植术后 14 年，肝功能相对稳定，ALT、AST 正常水平，GGT 维持在 100 ～ 300 U/L 水平，ALP 维持在 100 ～ 200 U/L，未再出现反复发热及肝区不适，也未再进行胆道方面的有创治疗，肝癌一直未复发。

病例分析

肝移植术后可出现多种并发症，最常见的是排斥反应。排斥反应是器官移植术后终身需要避免的病理生理过程，是导致移植失败的主要原因。同种异体肝移植术后排斥反应较为常见，大多数受者术后可能发生 1 次或多次排斥反应，并导致 5% ～ 10% 的移植肝失去功能。肝移植术后排斥反应分为超急性排斥反应、急性排斥反应、慢性排斥反应和移植物抗宿主病。其中，急性排斥反应可发生在肝移植术后任何阶段，最具特征性的组织病理学改变为汇管区炎性细胞浸润、内皮炎和胆管损伤“三联征”，其中，内皮炎是最重要的诊断特征。

本例患者肝移植术后即表现为 GGT 异常升高，经常维持在 1000 ～ 2000 U/L，ALP 处于 1000 U/L 水平，而 ALT 及 AST 仅是轻度升高，TBIL 及 DBIL 均正常，这与我们常见的肝损伤有所不同。因持续的 GGT 及 ALP 高，曾用胆道支架以及 PTCD 治疗，但并未获得理想的效果。本例患者入院后首先进行了肝组织学活检，虽然

病理报告并未直接给出排斥反应的结论，但仔细分析其病理特征有个别汇管区轻度扩大，少量淋巴细胞浸润，个别血管内皮细胞轻度肿胀和血管内皮炎等信息，结合患者他克莫司血药浓度动态变化与GGT、ALP动态变化的关系，考虑还是有可能合并存在了排斥反应，和病理医生沟通后确认可以排除抗排异药过量的可能性，认为患者存在轻度排斥反应。给予调整抗排异药物，先尝试提高他克莫司血药浓度，后谨慎增加吗替麦考酚酯剂量，密切监测肝功能的变化，令人欣喜地发现其GGT及ALP在逐渐下降（回落至100～300 U/L水平，ALT、AST及胆红素正常），获得了较为满意的效果。

肝移植术后国内最常用的预防排斥反应方案是三联免疫抑制剂方案（环孢素/他克莫司+霉酚酸酯+糖皮质激素）。本例患者自肝移植术后一直在用他克莫司联合霉酚酸酯治疗，用药种类是规范的，我们只是根据其临床情况、病理结果及需要浓度的动态变化调整了用药剂量，获得了满意的效果。不漏过一个蛛丝马迹的细致入微的关联分析是本病例治疗成功的重要因素。

邢卉春教授病例点评

随着肝移植手术技术的日臻成熟，肝移植已成为治疗多种终末期肝病的重要手段，但术后并发症是影响受者长期生存的重要因素，因此规范合理地处理相关问题对于改善患者的预后非常重要。该患者肝移植术后出现持续的胆管酶升高（ALP及GGT持续高水平），并反复发作胆系感染，但胆红素水平及肝功能的其他指标基本正常。入院前检查曾有胆道铸型、胆结石等情况，并曾行ERCP、PTCD治疗，严重地影响了患者的生活质量。对于肝移植术后出现这种复杂

情况的患者，病因鉴别非常重要。因为慢性排斥反应、药物毒副反应或移植后胆管缺血等都可以引起类似的临床表现，而处理的策略有时是截然不同的。该患者实验室检查已排除了乙型肝炎复发的可能，结合肝活检病理检查结果和他克莫司血药浓度与 GGT、ALP 异常动态变化的相关性分析，考虑有轻度排斥反应的可能。调整抗排异药物用量后胆管酶逐渐好转，目前已经过 7 年的随访，病情稳定，没有再进行过胆道的手术干预，基本恢复到正常人的生活状态。该病例为今后处理好类似患者提供了很好的经验。

【参考文献】

1. KOO J，WANG H L. Acute，chronic，and humoral rejection：pathologic features under current immunosuppressive regimes. Surg Pathol Clin，2018，11（2）：431-452.
2. 中华医学会器官移植学分会 . 中国肝移植免疫抑制治疗与排斥反应诊疗规范（2019 版）. 器官移植，2021，12（1）：8-14，28.
3. LEE M. Antibody-mediated rejection after liver transplant. Gastroenterol Clin North Am，2017，46（2）：297-309.
4. MCALISTER V C. Anti-donor immunoglobulin G subclass in liver transplantation. Hepatobiliary Surg Nutr，2019，8（2）：125-128.
5. JADLOWIEC C C，TANER T. Liver transplantation：current status and challenges. World J Gastroenterol，2016，22（18）：4438-4445.

（王笑梅　庄立伟　整理）

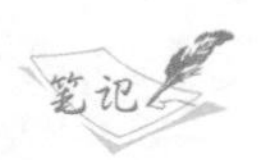